健康食品は効かない!?

ふだんの食事で
健康力アップ

渡辺雄二 著

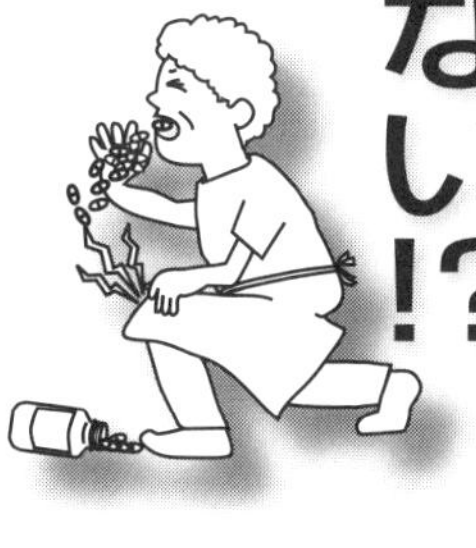

緑風出版

プロローグ

詐欺的商品が溢れかえる

効果のあるものを、「効果がある」と言って売るのは、まっとうな商売です。ところが、効果がないもの、あるいは効果があるかどうか分からないものを、「効果がある」、または効果があるように見せかけて売ったら、それは詐欺にあたります。今、こんな詐欺的商品が世の中に溢れかえっています。

健康食品、あるいはサプリメントなるものが、テレビの通販番組で連日紹介され、新聞でも大きく宣伝され、インターネットではおびただしい種類の商品が売買され、また、街中のコンビニ、ドラッグストア、薬局などには、各メーカーの商品がズラッと並んでいます。まさに健康食品、百花繚乱《ひゃっかりょうらん》といった感じです。

これらの製品は、錠剤であったり、カプセルであったりと、医薬品と同じ形態をしています。そのため、薬と同じように「効く」と誤解している人が多いようです。しかし、それは大きな間違いです。医薬品は、人間での臨床試験で効果や安全性が確認されたものです。しかし、健康食品はそうではありません。効果はきちんと確認されていないのです。

利用者の中には、「薬と違って副作用がない」と思っている人もいるようです。それも間違いです。これまで国民生活センターや全国の消費者センターには、健康食品で被害を受けた人の苦情や相談がたくさん寄せられているのです。健康食品は、苦情・相談が毎年上位を占めている製品なのです。

莫大なお金が無駄に

健康食品の市場規模は年々膨らみ、今やなんと７０００億円近くになっています。それだけ、利用者が増え続けているということなのでしょう。

なぜ、効果がありもしない健康食品が売れに売れているのか？　それは、各メーカーの巧みな販売戦略にあります。いずれの商品も、ネーミング、パッケージの表示、テレビや新聞や雑誌などの広告、インターネットやホームページでの商品紹介などによって、いかにも効果がありそうなイメージを消費者に抱かせているのです。また、マスコミを通じて特定の成分、たとえば体内の保水成分であるヒアルロン酸やきのこの一種のアガリクスなどといったものがいかにも効果があるような話を流布させているフシがあります。

こうした情報操作によって、多くの消費者は健康食品が効くものだと思い込まされているようです。中には、半信半疑の人もいるでしょうが、体調が悪かったり、痩《や》せたかったりということで、つい「試してみよう」と買ってしまう人も多いようです。

しかし、商品に費やされたお金のほとんどは無駄になっているのです。健康食品は、おいしくもなく（錠剤やカプセルですから当たり前です）、栄養にもならず（一部ビタミンやミネラルを含む製品で栄養になるものもありますが）、そして、ほとんどが効果がないからです。

健康食品は、自然界にある植物、海藻、魚、きのこなどを原料にしたものが多くなっています。それらから特定の成分を抽出して、錠剤やカプセルにして、商品化しているのです。きのこなどを乾燥させてそのまま粉にしてカプセルに入れたものもあります。

「自然のものだから安心」と思っている人もいるかもしれませんが、そこに落とし穴があるのです。自然のものでも、必ずしも安心とはいえません。これまで人間が長い間食品として利用してきたものでない限り、自然の物でも安心とは言えないのです。

また、自然なものであるがゆえにほとんど効果がないともいえます。自然界にある成分は、タンパク質にしても炭水化物にしても分子量がとても大きいのです。したがって、それらがそのまま人間の消化管から吸収されることはほとんどないのです。タンパク質はアミノ酸に、炭水化物はぶどう糖など小さな分子に分解されてから吸収されます。したがって、仮に効果のある成分だったとしても、消化管で分解されて効果は失われてしまうのです。

たとえば、ヒアルロン酸は、「美肌効果がある」「膝関節の痛みを取る」などとして、多くの健康食品に配合されていますが、分子量が大きいためそのまま吸収されることはありません。消化管で分解されて別の物質となってしまい、ヒアルロン酸として体内で機能することはできません。したがって、いくらヒアルロン酸を飲んでも、その効果があらわれることはないのです。

法律に違反するか、その疑い

そもそも市販されている健康食品・サプリメントの多くは、実は薬事法に違反しているか、その疑いがあるのです。薬事法では、医薬品と医薬部外品以外は、効能・効果をうたうことを禁止しています。そして、それは、「明示的であると暗示的であるを問わず」(薬事法第66条) なのです。つまり、はっきり効果をうたっていなくても、効果を暗示しているような場合も、違反に当たるのです。

健康食品・サプリメントは、必ず何らかの効果を暗示して販売されています。それでなかったら、おいしくもなく、栄養もなく、しかも高価な商品が売れるはずがありません。したがって、ほとんどの製品は薬事法に違反している可能性があるのです。つまり、改善の指導を受けるか、製品を回収させられるか、あるいは経営者が逮捕されてもおかしくないケースがほとんどなのです。

にもかかわらず、なぜ、商品がお店や通販で堂々と売られているのか？　それは、まずメーカーの表示や宣伝が巧みであるため、厚生労働省や都道府県が指導や摘発をなかなか行なえないからです。また、違反している、あるいはその疑いのあるケースが多すぎて、行政が取り締まれないからです。以前、厚生労働省監視指導・麻薬対策課の担当官が、「違反品が多すぎて、取締りが追いつかないんですよ」と本音を漏らしたことがありました。まさにこうした状況になっているのです。したがって、行政が厳格に取締りを行なえば、大半の健康食品・サプリメントは市場から姿を消すはずです。

ふだんの食事で健康を維持

私はこれまで『週刊金曜日』（金曜日刊）という雑誌の「新・買ってはいけない」というコーナーで、健康食品・サプリメントを取り上げて、それらの商品がいかに効果がなく、いい加減なものであるかを一つ一つ明らかにしてきました。しかし、いっこうに健康食品・サプリメントの数は減りませんし、利用者も減らないようです。そこで、改めて本書を執筆した次第です。

本書で取り上げた製品は、ＤＨＣ、ファンケル、小林製薬、アサヒフードアンドヘルスケア、サントリーウエルネス、エーエフシーといった健康食品大手のものが多くなっています。これらの会社は、消費者が手軽に買えるような商品をとりそろえて、コンビニやドラッグストア、薬局を中心に販売を行っています。また、テレビや新聞、インターネットでの通販も行っています。

そのため、利用者がとても多いのです。

利用者の中には、おそらく「本当に効くのかな?」と半信半疑で買っている人も少なくないと思います。それでもつい買ってしまう人が多いようです。それだけ体調が悪い人が多いということなのでしょう。「歩くときに膝が痛い」「首や肩がこる」「血行が悪くてだるい」「文字がよみにくい」、あるいは「がんになってしまった」という人もいるでしょう。それらの人が、期待を抱いて、あるいは藁にもすがる思いで、健康食品を買っているのだと思います。

しかし、おいしくもなく、栄養にもならず、しかも高価な健康食品を買う必要などないのです。ふだんの食事で、健康は十分維持できるのです。

私自身、これまで膝が痛んだり、血行が悪くて調子が悪いという経験をしてきましたが、食べ物を工夫することで解決してきました。それらも詳しく本書で紹介していますので、参考にしていただければと思います。

なお、健康食品・サプリメントに関する信頼できるデータはほとんど見当たらないのですが、そんな中で唯一信頼できるといっていいのが、国立健康・栄養研究所の『「健康食品」の安全性・有効性情報』です。したがって、本書では、そこに載っているデータを数多く使わせていただいていることをお断りしておきたいと思います。

健康食品は効かない!?

ふだんの食事で健康力アップ

目　次

第2部　トクホで健康は維持できるのか？

第1部
健康食品いらず、食事で健康維持

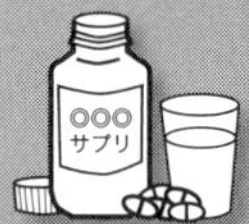

1 グルコサミンとコンドロイチンで、膝の痛みが取れるのか？

膝には体重の5倍の力が

誰しも歳を重ねるごとに、体のあちこちがきしんできます。首、肩、背中、腰などが動かすたびに痛むという人もいると思います。とくに、「膝が痛い」という人はひじょうに多いようです。立ち上がったり、座ったり、あるいは階段を下りたり上ったりというたびに膝が痛んで、うまく動作をすることができない人が多いのです。駅などに行くと、膝をかばいながら、ゆっくりゆっくり階段を下りている高齢者をよく見かけます。

歩く際に、膝の関節には体重の2～3倍、階段を降りるときには、なんと5倍もの力が加わります。そのため、膝に大きな負担がかかって、痛みを感じることになり、とくに「階段の昇り降りが辛い」という人が多いのです。

実は私も53歳の頃、坂道を下ったり、階段を下りたりする際、膝に、とくに右膝に痛みを感じるようになりました。「50代前半で、早すぎるのでは?」と思う人もいると思いますが、私の場合、部屋にこもって原稿を書いている時間がとても長いので、どうしても運動不足になってしまうのです。もちろん部屋の中でスクワットをしたり、時々家の近くの田舎道を歩いたり、また駅の方に買い物に行ったりしていますが、それだけでは十分な運動になっていなかったようです。

確認されていない効果

そんな「膝が痛い」という人たちをターゲットに売り出されているのが、「グルコサミン」や「コンドロイチン」を成分とした健康食品(サプリメント)です。とくにグルコサミンを成分とした製品はとても売れるらしく、たくさんのメーカーが販売しています。

グルコサミンとコンドロイチンは、膝などの関節を形成している軟骨の成分です。これらは人間の体内で作られますが、年齢を重ねると共にその量が減っていきます。そのため、軟骨が擦り減り、関節の骨と骨とが擦れるような状態になってしまい、膝などが痛む原因になっていると考えられています。

そこで、グルコサミンやコンドロイチンを口から補給しようということで、数々の製品が出回っているのです。

代表的なものとして、アサヒフードアンドヘルスケアの「グルコサミン」、ＤＨＣの「グルコサミン」、サントリーウエルネスの「グルコサミン＆コンドロイチン」、小林製薬の「グルコサミンコンドロイチン硫酸　ヒアルロン酸」、エーエフシーの「グルコサミン」、世田谷自然食品の「グルコサミン」などがあります。

しかし、いずれも膝の痛みを取るという効果が人間で確認されたものではありません。「膝の痛みをとりますよ」ということを巧みに匂わせて、いかにも効きそうな宣伝をして売っているに過ぎないのです。

巧みな広告で効くと思いこませる

アサヒフードアンドヘルスケアの「グルコサミン」は、頻繁に新聞に広告が載っているので、ご存知の方も多いでしょう。この製品には、エビから抽出したグルコサミンが、６粒当たり１５００mg含まれています（左の写真。筆者撮影、以下同じ）。同社では別のタイプの「グルコサミン」も出していて、その製品には10粒当たりグルコサミンが１０００mg、コンドロイチンが１２５mg含まれています。

これらの製品の１日摂取目安量は、６粒、あるいは8～10粒です。おそらく「１日摂取目安量」という表現に、疑問を感じている人も少なくないと思います。医薬品の場合、「用法・用量」とはっきり書かれています。つまり、１日にこれだけの量を飲みなさいということです。しかし、サプリメントや健康食品は、医薬品ではないため、「用法・用量」という言葉を使うことはできません。

かといって、なにも示さないのでは、利用者はどれくらい飲めばいいのかがわからず、困ってしまいます。そこで、「これぐらい飲んでください」ということで、1日摂取目安量と称して、だいたいの量を示しているのです。

同社の「グルコサミン」については、2005年11月30日付けの朝日新聞夕刊に次のような広告が載っていました。

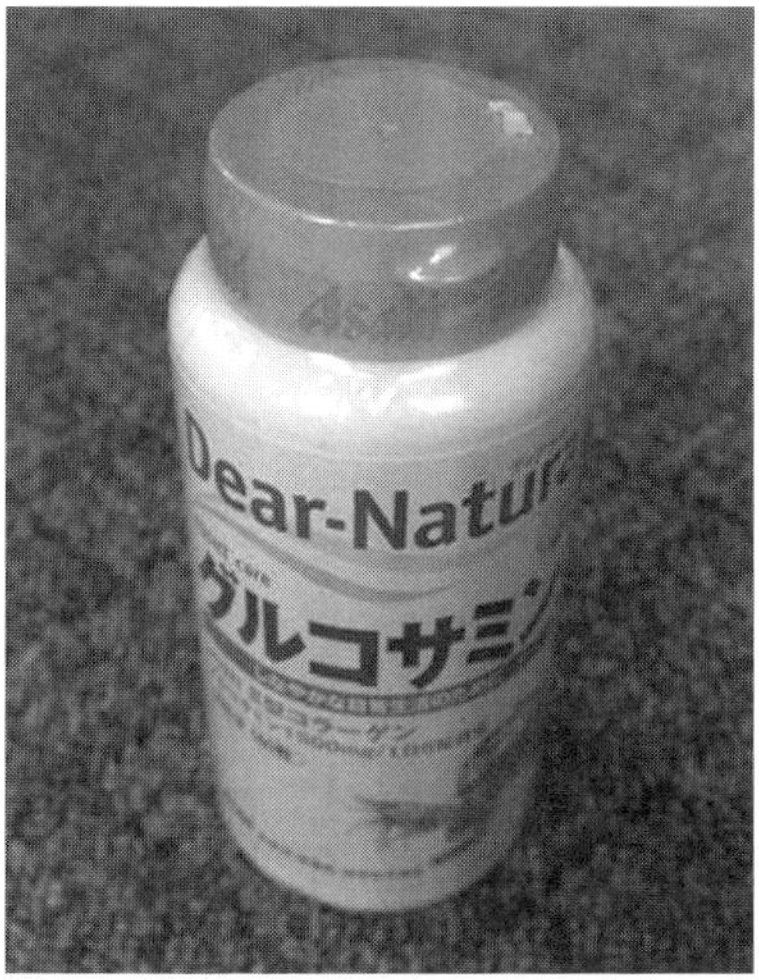

グルコサミン（アサヒフードアンドヘルスケア）

［原材料名］

Ⅱ型コラーゲン含有鶏軟骨エキス、グルコサミン（エビ、カニ由来）、セルロース、ステアリン酸Ca、微粒酸化ケイ素

［栄養成分］（1日6粒2.1g当たり）

エネルギー	8.3Kcal
炭水化物	1.39g
たんぱく質	0.66g
ナトリウム	0.5～1.5mg
脂質	0.005～0.02g
グルコサミン	1500mg
鶏軟骨エキス	50mg（Ⅱ型コラーゲン15mg含有）

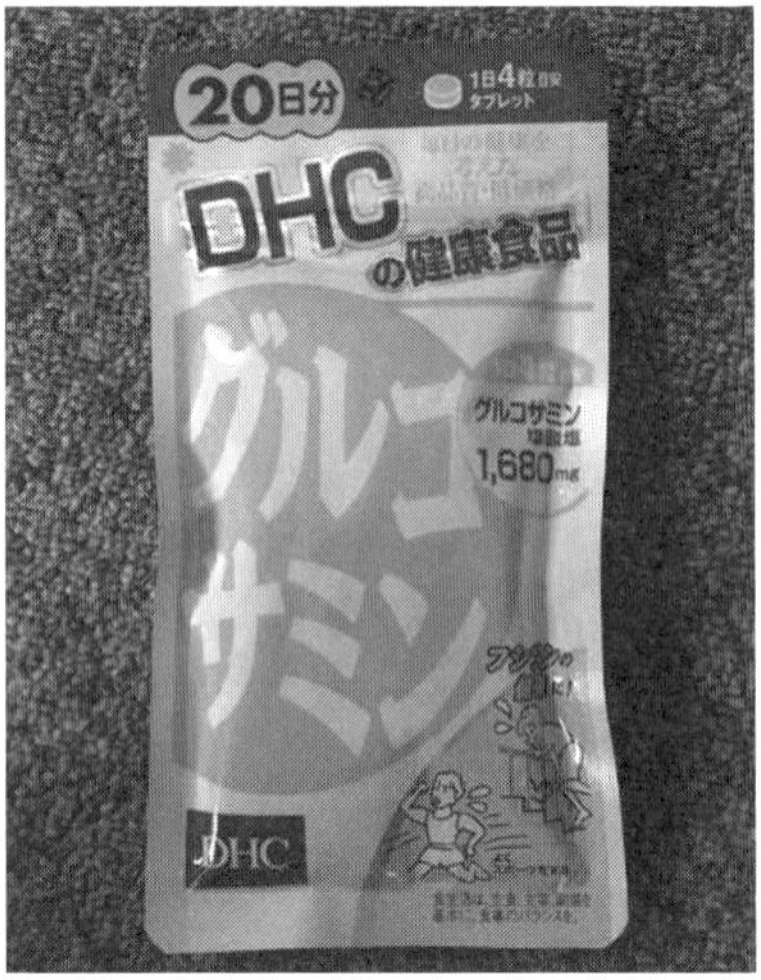

グルコサミン（DHC）

［原材料名］
グルコサミン塩酸塩（えび、かに由来）、澱粉、結晶セルロース、グリセリン脂肪酸エステル、糊料（メチルセルロース）、微粒二酸化ケイ素

［栄養成分］（1日4粒2220mgあたり）

エネルギー	9.3Kcal
たんぱく質	0.67g
脂質	0.11g
炭水化物	1.40g
ナトリウム	0mg
グルコサミン塩酸塩	1680mg

「立つ、座る、歩く、階段の昇り降り、子供を抱き上げる……。日常の中のどんな動きにも身構えることなく、いつまでもさっそうとアクティブに過ごしたいものですね。そんな思いを応援するのが、アサヒの『グルコサミン』」

この文章の中には、「膝の痛みをとる」とか、「関節の動きをよくする」などという、効果を直接表わすような表現はありません。

しかし、「階段の昇り降り」「身構えることなく」「さっそうとアクティブに」などの言葉によって、それらの効果を暗示的に示していることは明らかです。

「膝の痛みが治るとはいっていない」

しかし、薬事法では、暗示的な表現も含めて、効果を示すことは禁止しているのです。したがって、この商品は薬事法違反の疑いがあるのです。

この点について、同社に問いただすと、企画本部の担当者は、「サプリメントは食品なので、効能・効果をうたうことはできない。この製品でも、膝の痛みが治るという表現は使っていない。

一般的にグルコサミンという成分自体に、よい働きがあるので、当社の『グルコサミン』でも、

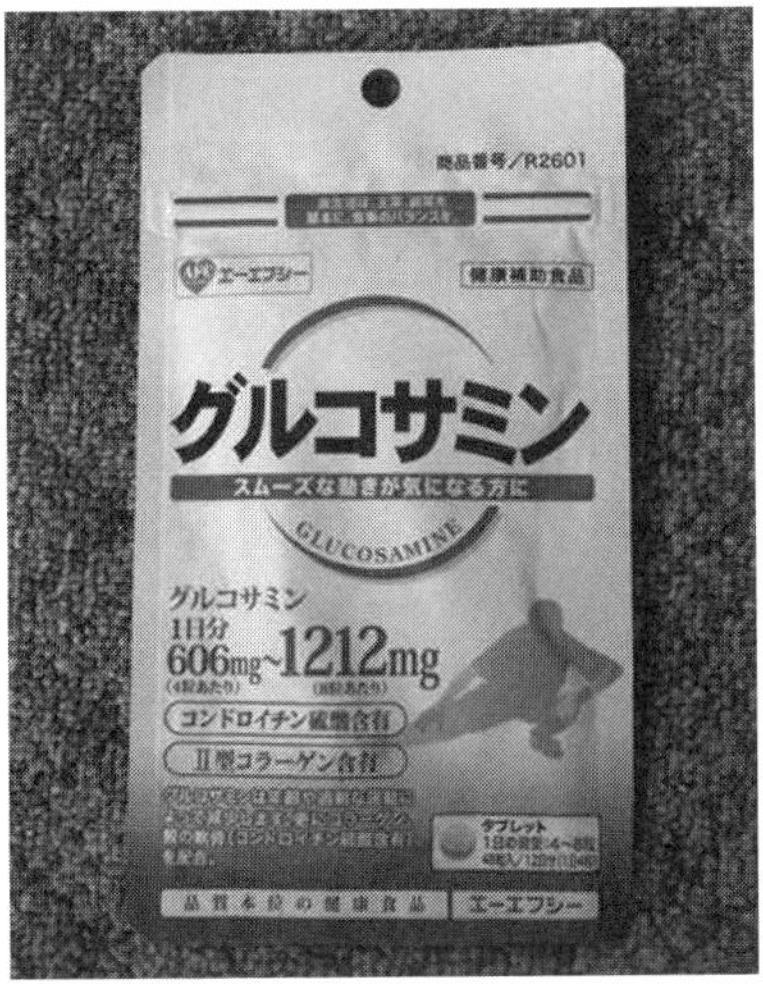

グルコサミン（エーエフシー）

［**原材料名**］
コラーゲン加水分解物、デキストリン、乳糖、シナモン、サメ軟骨抽出物（コンドロイチン硫酸含有）、鶏軟骨抽出物（II型コラーゲン含有）、グルコサミン（えび、かに由来）、セルロース、グリセリンエステル、乳酸カルシウム、ビタミンC、シェラック

［**栄養成分**］（1粒300mgあたり）

エネルギー	1.2Kcal
たんぱく質	0.10g
脂質	0.01g
炭水化物	0.16g
ナトリウム	0.16mg
コラーゲン	40.5mg

よい作用が得られると考えている。しかし、実際に効くかと問われると、食品なので、『効きます』とはいえない」（『週刊金曜日』２００６年1月20日号）と答えました。

このコメントでもはっきり分かるように、サプリメントや健康食品は医薬品と違って、効能・効果が認められているわけではないのです。効きそうな雰囲気を醸し出しているにすぎないのです。

同社の「グルコサミン」は、３００粒で３３６０円と高価です。1日摂取目安量が8〜10粒ですから、30〜37日分です。薬と同様に錠剤ですから、食べてもおいしくありません。栄養になるわけでもありません。

にもかかわらす、どうして消費者は、３０００円以上も支払って購入するのか？　その理由は明白です。「膝の痛みがとれるのではないか」「関節の動きがよくなるのではないか」と期待して買うのです。

ところが、同社の社員も認めているように、その効果は保証されたものではないのです。医薬品の場合、人間に投与する試験を行ない、安全性や効果が確認されています。それでも実際には、効かなかったり、副作用が現われることがあります。しかし、健康食品については、そうした試験は行なわれていないのです。もし効果がないとなると、飲んでもまったく無駄なことになります。結局、それはお金をドブに捨てているのと同じ行為になるのです。このことは、ＤＨＣやエーエフシーなどほかのメーカーの製品にも当てはまることです。

ちなみに、これまでのヒトでの臨床試験でグルコサミンが、膝の痛みに有効であったという報告はありますが、それらは治療用のグルコサミンを使った試験であり、グルコサミンを含んだ健康食品を飲んだからといって、同様な効果があるかどうかは分からないのです。

効かないばかりか、偽りの表示

グルコサミンとともに、「膝の痛みをとる」「関節の動きをスムーズにする」ということで、コンドロイチンを含んだ健康食品も数多く出回っています。代表的なものとして、エーエフシーの

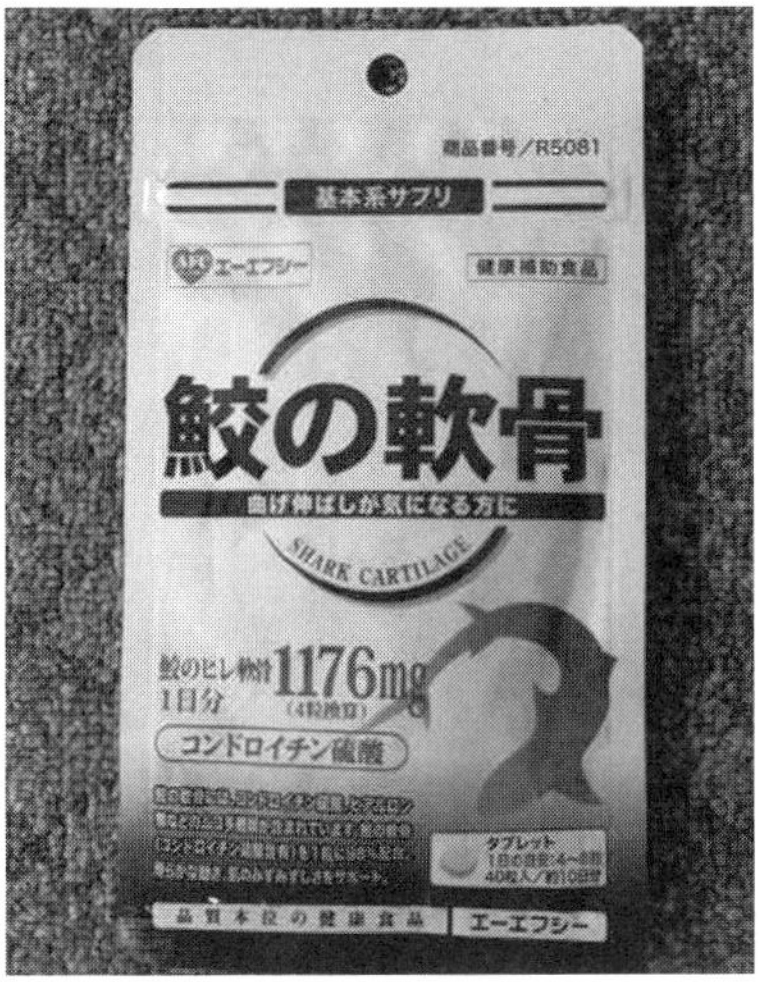

鮫の軟骨（エーエフシー）

［原材料名］
サメのヒレ軟骨抽出物（コンドロイチン含有）、セルロース、ショ糖エステル

［栄養成分］（1粒300mgあたり）

エネルギー	1.2Kcal
たんぱく質	0.07g
脂質	0.01g
炭水化物	0.29g
ナトリウム	2.52mg

「鮫の軟骨」、ＤＨＣの「コンドロイチン」、サントリーウエルネスの「グルコサミン＆コンドロイチン」、小林製薬の「グルコサミン　コンドロイチン硫酸　ヒアルロン酸」などがあります。

前述のように、コンドロイチンもグルコサミンと同様に軟骨を形成する成分で、やはり年齢を重ねるとともに少なくなっていきます。そこで、口からコンドロイチンを補給しようということで売られているのが、これらの製品なのですが、その効果は確認されていないのです。なお、コンドロイチンは、人間の体内ではコンドロイチン硫酸として存在しています。ただし、健康食品の分野では、コンドロイチンもコンドロイチン硫酸も同義に使われています。

国立健康・栄養研究所の『「健康食品」』の安全性・有効性情報」によると、「ヒトでの有効性については、骨関節炎の緩和に対する検討が行われているが、見解が一致しておらず、まれに上部腹痛、吐き気、などの副作用がみられる」といいます。つまり、コンドロイチンの効果は証明されておらず、人によっては腹痛などの副作用が起こるということです。これでは、何のために高いお金を支払って購入しているのか分かりません。

しかも、製品の中には、内容とは違う表示をして、消費者を欺いているような製品さえあるのです。その一つが、代表的な製品であるエーエフシーの「鮫の軟骨」です。

パッケージには、「鮫のヒレ軟骨１１７６㎎（４粒換算）」と表示され、その下に「コンドロイチン硫酸」と大きく囲みで書かれていました。この表示では、多くの消費者が、「４粒にコンドロイチン硫酸が１１７６㎎含まれる」と理解するでしょう。ところが、国民生活センターの分析で、実際にはそんなに多くは含まれていないことが分かったのです。

メーカーの勝手な言い訳

同センターでは、「鮫の軟骨」などコンドロイチン硫酸を含んでいるという健康食品18銘柄について、その含有量を調べました。その結果、「鮫の軟骨」には、表示の半分以下しか含まれていないことが分かったのです。なお、この調査結果は、２００８年８月７日に発表されました。

「鮫の軟骨」の１日摂取目安量は、４～８粒です。もし、前の表示通りであるとすれば、最大

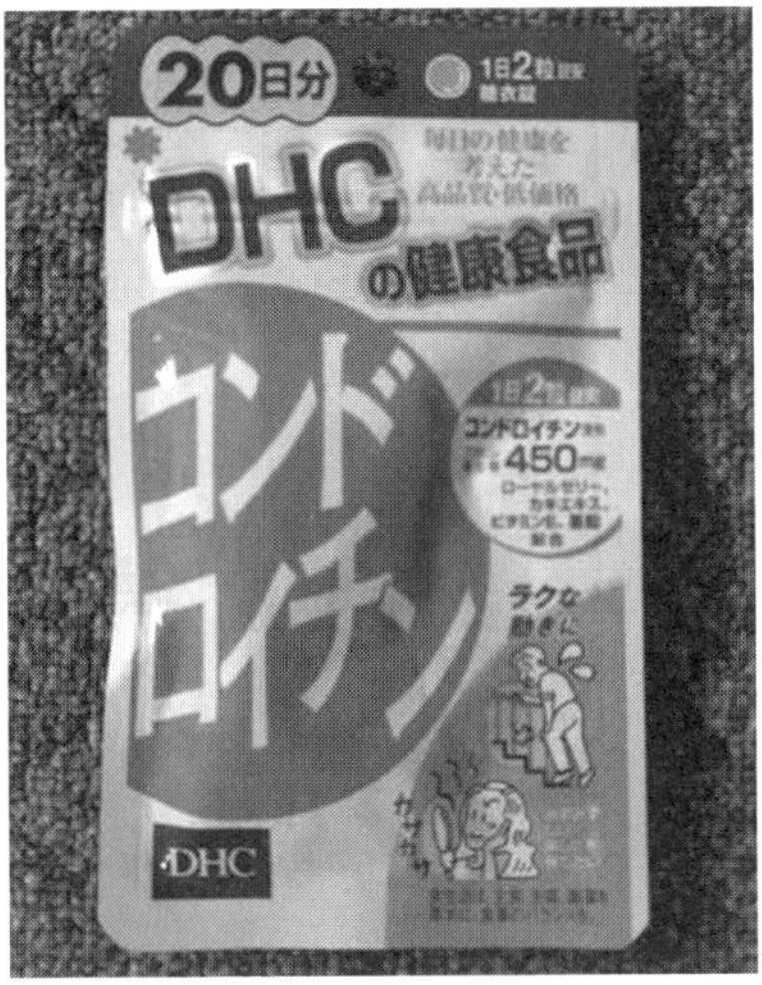

コンドロイチン（DHC）

［原材料名］
マルチトール、フカヒレ抽出物、澱粉、ローヤルゼリー末、亜鉛酵母、カキエキス末、グリセリン脂肪酸エステル、セラック、卵殻カルシウム、ビタミンE、糊料（アラビアガム）、カルナウバロウ

［栄養成分］（１日２粒1200mgあたり）

エネルギー	3.3Kcal
たんぱく質	0.11g
脂質	0.02g
炭水化物	0.92g
ナトリウム	19.5mg
ビタミンE	0.9mg
亜鉛	0.5mg
フカヒレ抽出物（コンドロイチン硫酸70％）	450mg
ローヤルゼリー末	10mg
カキエキス末	5mg

の8粒中にはコンドロイチン硫酸が2352㎎ふくまれていなければならないはずです。しかし、分析したところ、1000㎎にも達していなかったのです。これは、消費者を欺いていることになります。同センターも、「景品表示法上問題がある表示」と指摘しています。

この点について、エーエフシーの担当者に問い質したところ、次のようない言い訳が返ってきました。

「当社の商品の表記は、1日摂取目安量が4～8粒となっていて、4粒分の鮫軟骨量を1176㎎と表示し、その下に囲みでコンドロイチン硫酸と書いている。その商品がテストされた。コンドロイチン硫酸が入っていることを強調するために囲みにしたが、実際には鮫の軟骨エキスが1176㎎入っているということなんです。つまり、鮫の軟骨エキスがそれだけ入っていて、その中にコンドロイチン硫酸が含有されているということなんです」（『週刊金曜日』2008年9月19日号）

しかし、これらはメーカー側の勝手な言い分であって、パッケージの表示を見れば、多くの人は、「4粒中にコンドロイチン硫酸1176㎎を含む」と理解するでしょう。そのため、国民生活センターも問題視したのです。

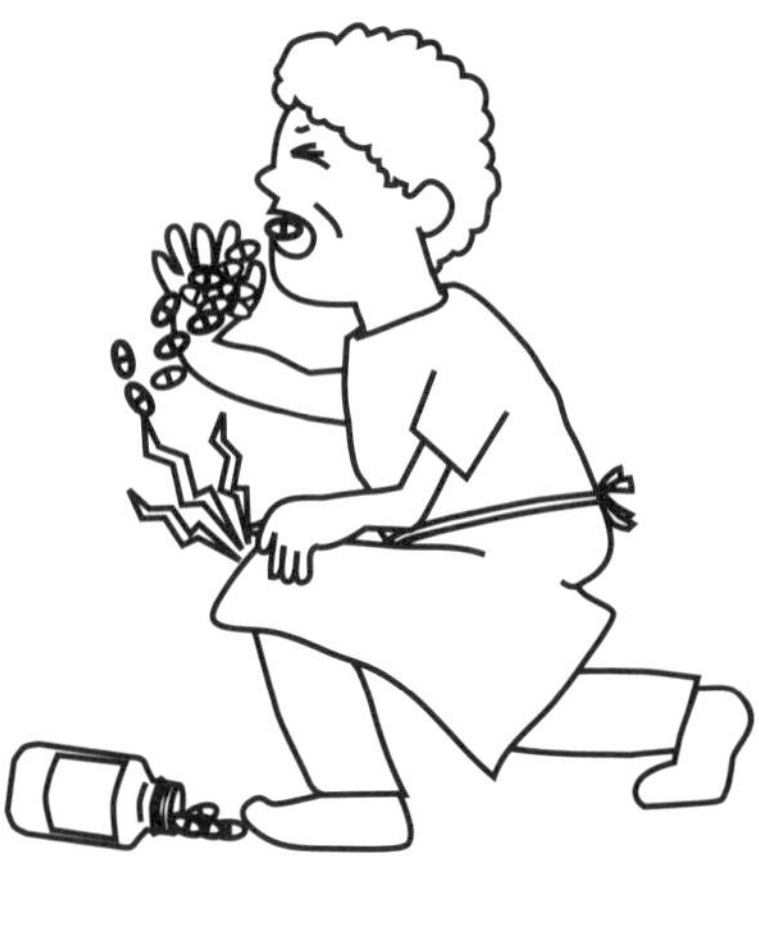

エーエフシーでは、消費者がそう解釈するのを見越して、わざとそういう表示にしていた疑いがあります。そして、もし問題点を指摘されたら、担当者のコメントのような言い訳をしようと考えていたのかもしれません。

買う意味はない！

今回の国民生活センターのテストでは、「鮫の軟骨」のほかにも、「節ぶしサポート」（天の商事）や「コンドロイチン&グルコサミン」（ヒデ薬品）も、表記よりもコンドロイチン硫酸の量がかなり少なく、「景品表示法上問題がある」との指摘を受けました。

また、そのほかの15銘柄の場合、「サメ軟骨抽出物（コンドロイチン硫酸含有）１２００mg」「サメ軟骨エキス（コンドロイチン含有）１０００mg」などの表記がなされていましたが、コンドロイチン硫酸の量は、表記された数値よりもずっと少なく、その数値がコンドロイチン硫酸の含有量の目安にはならず、消費者に誤解を招きやすいことが分かりました。

ちなみに、エーエフシーでは、その後パッケージに「鮫軟骨抽出物１１７６mg」と表示し、その下にかっこで「コンドロイチン硫酸２３５・２mg」と書いています。鮫軟骨抽出物の20％以上がコンドロイチン硫酸なので、そのような数値になるとのことです。

しかし、いくら表示を改めても、コンドロイチンそのものに効果が認められていないのですから、その商品価値はないのです。これはほかのメーカーの製品にも当てはまることです。

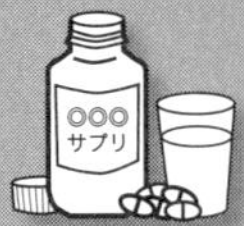

2 ヒアルロン酸は効く証拠なし

ヒアルロン酸含有量を表示しない「皇潤」

関節の痛みをやわらげるといわれる成分として、ほかにヒアルロン酸があります。ヒアルロン酸は、美肌効果もあるといわれています。

ヒアルロン酸を成分とした健康食品もいろいろ出回っていますが、代表的なものは、なんと言っても「皇潤」でしょう。やたら立派なネーミングで、「飲むヒアルロン酸」を強調し、俳優の三國連太郎や八千草薫を起用して、テレビで宣伝している商品なので、知っている人も多いと思います。エバーライフという福岡市にある会社が販売しています。

この「皇潤」について、以前『週刊金曜日』の読者からメールが届きました。「私は『皇潤』を購入しています。テレビでも大々的に宣伝されていますし、『金曜日』にも登場したことのある三國連太郎さんがCMタレントとして出演しています。しかし不思議なのは、パッケージなどにヒアルロン酸の含有量が明記されていないのです。医薬品ではないからそのようなことが認められるのでしょうか」

ごもっともな疑問です。おそらく多くの人が同様な疑問を抱いていることでしょう。

ヒアルロン酸は、人間の体内で合成されるムコ多糖類の一種で、とくに目の硝子体、関節液、へその緒、脳、皮膚などに多く存在しています。わずか1gで6リットルもの水を保持することができるといわれ、粘滑剤の役割をしています。

しかし、ヒアルロン酸は、年齢を重ねるとともに減っていってしまいます。高齢になると皮膚がカサカサしたり、膝が痛くなったりするのは、ヒアルロン酸が少なくなるのが一因と考えられています。そこで、ヒアルロン酸を補うための健康食品がいろいろ売られていて、「皇潤」はその代表格です。

1箱が何と8190円

「皇潤」は通信販売でしか売られていません。そこで、エバーライフに申し込んで、一箱購入しました。それにしても、値段がバカ高いのです。初回限定ということで、一箱（100粒）6300円でしたが、通常は8190円もします。

1日摂取目安量は4～8粒となっているので、1日に最大の8粒摂取したとすると、12日半でなくなってしまいます。したがって、1か月摂取したとすると、2万円近くかかってしまうことになります。

これだけ高価だと、たいていの人は「とても効くのだろう」と思ってしまうでしょう。もし、何も効果がなかったら、1か月に2万円をドブに捨てることになってしまいます。しかし、その可能性が高いのです。というのも、効く証拠がないからです。

読者の人がメールでも指摘していますが、「皇潤」のパッケージには主成分のヒアルロン酸の量が表示されていません。説明書もありません。「皇潤」は錠剤なので、一見医薬品のように見えます。しかし、医薬品ではなく法律上は食品に入ります。したがって、「医薬品ではないから……」という指摘の通りヒアルロン酸の含有量を書く義務はないのです。

含有量を教えてくれないメーカー

それにしても、ヒアルロン酸が入っていることを強調している商品なのに、その量が表示されていないのはおかしな話です。そこで、エバーライフに問い合わせてみると、「企業秘密なので教えられない」という答えが返ってきました。なんとも利用者をバカにしたような答えです。

「飲むヒアルロン酸」と、これだけ宣伝しておきながら、ヒアルロン酸の含有量を教えられないというのは、どういうことなのでしょうか？　教えると何かまずいことでもあるのでしょうか？

「皇潤」の原材料名には、「ヒアルロン酸含有鶏冠抽出物」とあります。つまり、鶏のトサカから抽出された物質で、それがヒアルロン酸を含んでいるというわけで、ヒアルロン酸そのものを配合しているわけではありません。

確かにヒアルロン酸は、鶏のトサカに比較的多く含まれていますが、トサカから抽出したもの

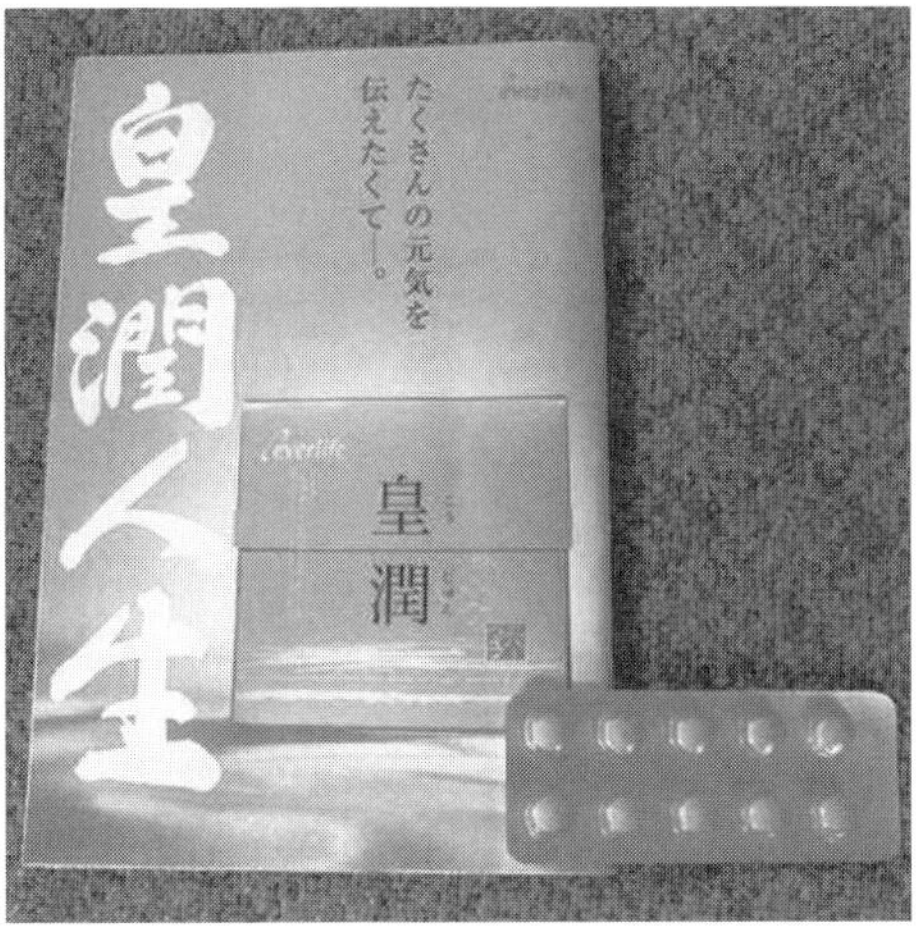

皇潤（エバーライフ）

［原材料名］
ヒアルロン酸含有鶏冠抽出物、デキストリン、セルロース、乳酸カルシウム、プロポリスエキス、ショ糖脂肪酸エステル、ビタミンB_1、ビタミンB_6、キトオリゴ糖（エビ、カニ由来）、ビタミンE、セラック、ピロリン酸第２鉄、ビタミンB_{12}

［栄養成分］（1粒300mgあたり）

エネルギー	1.13Kcal
たんぱく質	0.11g
脂質	0.01g
炭水化物	0.14g
ナトリウム	2.0～6.0mg

に、どれだけのヒアルロン酸が含まれているのか？　実際にはわずかしか含まれていないので、「教えられない」ということなのかもしれません。もし、たくさん含まれているのなら、利用者にきちんと教えて、逆にそれをＰＲするに違いありません。

ヒアルロン酸はそのまま吸収されない

このように「皇潤」には、まず宣伝しているヒアルロン酸がどれだけ含まれているのか分からないという問題があります。さらに、仮にヒアルロン酸が一定量含まれていたとしても、ほとんど効果は期待できないのです。

まずその根拠の一つは、ヒアルロン酸は分子量が大きく、そのまま吸収されることはないからです。体内では酵素によって、オリゴ糖に分解されてしまいます。したがって、ヒアルロン酸を飲んだからといって、それが効果を発揮することはないのです。

エバーライフのパンフレットには、「『鶏冠』に含まれるヒアルロン酸を低分子化することに成功。だから効率よく体内に吸収されるのです」と書かれています。ところが、同社の広報担当者に問い合わせると、「ヒアルロン酸の経口摂取については、どの程度吸収されるのかなどを立証するべく研究がなされてはいるが、医学界で発表するような段階ではない」（『週刊金曜日』２００９年10月23日号）という心もとない答え。では、いったい何を根拠に「効率よく吸収される」と書いているのでしょうか？

ヒアルロン酸が効く証拠はない

そもそもヒアルロン酸については、効果を示すようなデータはないのです。前出の国立健康・栄養研究所の「安全性・有効性情報」によると、「経口摂取によるヒトでの有効性については信頼できる充分なデータがない」とのことなのです。

巷《ちまた》では、ヒアルロン酸が「関節痛を和らげる」、あるいは「美肌効果がある」などといわれていますが、そうした科学的根拠はないということです。確かに、ヒアルロン酸は関節や皮膚に多く

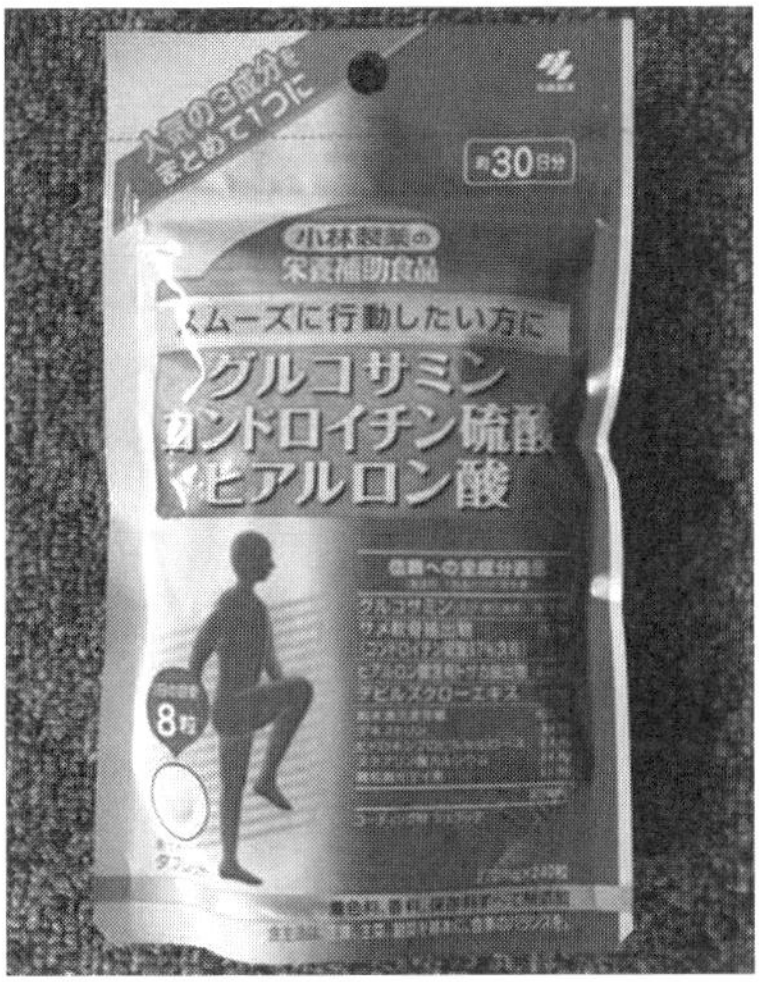

グルコサミン／コンドロイチン硫酸／ヒアルロン酸（小林製薬）

［原材料名］
グルコサミン（えび、かに由来）、粉末還元麦芽糖、サメ軟骨抽出物、デキストリン、デビルズクローエキス、トサカ抽出物、ステアリン酸カルシウム、ヒドロキシプロピルセルロース、シェラック、微粒酸化ケイ素

［栄養成分］（1粒270mgあたり）

エネルギー	1Kcal
たんぱく質	0.079g
脂質	0.0061g
糖質	0.18g
食物繊維	0.0058g
ナトリウム	0.11 ～ 1.1mg
カルシウム	0.46mg
グルコサミン	187.5mg
コンドロイチン硫酸	9mg
ヒアルロン酸含有トサカ抽出物	0.16mg

含まれていて、水分を保持することで、関節の動きを滑らかにしたり、皮膚をみずみずしく保つ働きがあります。しかし、それは体内で合成されたものであって、外から容易に補充できるものではないのです。

なお、「皇潤」には、ショ糖脂肪酸エステルやセラック、ピロリン酸第2鉄など多くの食品添加物が使われているので、それらが胃の粘膜を刺激しないのかという点も心配されます。

「皇潤」のほかにも、ヒアルロン酸を成分とした健康食品は、ＤＨＣの「ヒアルロンサン」、小林製薬の「グルコサミン　コンドロイチン硫酸　ヒアルロン酸」などがありますが、これらについても同様のことがいえるのです。

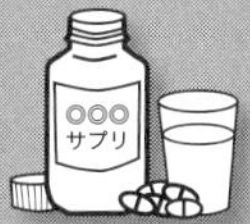

3 ゼラチンとタンパク質を十分とって、膝関節を滑らかに

軟骨の主成分はコラーゲン

では、膝の関節の痛みをとるにはどうすればよいのでしょうか？　一時期、私も膝の痛みに悩まされていたので、これは自分にとっても重要な問題でした。

関節が痛むのは、いわば骨と骨とのクッションになっている「軟骨」が、年齢を重ねるとともにすり減っていき、骨と骨が擦れるような状態になってしまうからです。とくに膝の関節はほとんどの体重を支えているので、軟骨の磨耗が激しく、痛みを訴える人がとても多いのです。

軟骨は、関節の骨の周りを取り囲んでいて、65～80％は水分で、残りの固形成分の約半分が実はコラーゲンなのです。コラーゲンは、軟骨を建物にたとえると、鉄骨に当たります。それを取り囲むようにグルコサミンやコンドロイチン硫酸が存在し、軟骨を形成しているのです。

したがって、軟骨をきちんとしたものにするためには、まず水分が必要であり、次にコラーゲンが必要ということになります。

コラーゲンは軟骨や皮膚に多い

コラーゲンは、タンパク質の一種で体内で合成されます。体内のタンパク質の約30％はコラーゲンだといわれます。なぜ、コラーゲンは体内のタンパク質の3割も占めているのでしょうか？それは、結合組織の主成分だからです。

結合組織とは、細胞と細胞をつなぎ合わせる役目をしているものです。人間の体は細胞の集合体で、その数は約60兆個といわれています。その全身の細胞は、結合組織によって結び付けられて、皮膚や血管、各臓器、各組織が形成されています。

その結合組織の主成分がコラーゲンなのですから、全身のタンパク質の約3割がコラーゲンということになるのです。

コラーゲンは、全身に分布していますが、とくに軟骨、皮膚、腱、骨、血管などに多く含まれています。「コラーゲンは肌にいい」とよくいわれますが、皮膚に多くふくまれるので、コラーゲンを摂取すると、それが分解・吸収されて、皮膚組織に含まれるコラーゲンの原料となるからです。

なお、コラーゲンはタンパク質の一種で分子量が大きいため、そのまま小腸から吸収されることはありません。

コラーゲンを90％前後含むゼラチン

私は膝が痛くなったとき、「膝の関節のコラーゲンの量が減っているのではないか？」と考えました。そのため、軟骨が薄くなってしまい、歩いたり、坂道を下ったりしたときに、骨と骨が擦れて痛むのではないか、と考えたのです。

そこで、「体内でコラーゲンが十分作られるような状態にしよう」と考えました。そのためには、コラーゲンを多く含む食品をたくさん食べることが必要だと思いました。コラーゲンはタンパク質の一種で分子量が大きいため、腸からそのまま吸収されることはありませんが、分解されてアミノ酸となり、コラーゲンの原料になります。その結果、体内でコラーゲンがたくさん合成されるようになり、膝の関節にもそれが供給されて軟骨が厚くなれば、痛みを感じなくなるのではないかと考えたのです。

コラーゲンは、健康食品として売られています。しかし、それは値段が高いですし、おいしくもありません。そこで、「おいしく、コラーゲンを補給できる食べ物はないか？」と考えました。そのとき、頭に浮かんだのが、「ゼラチン」でした。

ゼラチンは、コーヒーゼリーやフルーツゼリーの原料として昔から使われているものです。その90％前後はタンパク質であり、それはコラーゲンと同じものです。なぜなら、ゼラチンは、動物の骨、軟骨、靭帯《じんたい》などを水で煮沸することで得られるコラーゲンを、酵素や酸で分解して作られたものだからです。

ゼラチンでコラーゲンを補給

そこで、家の近くのスーパーマーケットに行って、「ゼライス」（製造・ゼライス、販売・マルハニチロ食品）を買ってきました。「ゼライス」は、ゼラチン１００％で、添加物は含まれていません。値段は、1箱が30g（5g×6）で２２８円と、健康食品に比べてずっと安価です。

ちなみに、スーパーではコラーゲンの健康食品も売られていました。あるメーカーの「スティックコラーゲン」は、45g（1・5g×30）で９００円。1g当たりの値段は、20円。「ゼライス」は、1g当たり7・6円です。したがって、「ゼライス」の値段は、その製品の約２・６分の１ということになります。

また、エーエフシーの「コラーゲン」（45ページの写真）は1袋（60粒入り）が４９９円。1粒に含まれるコラーゲンは、０・２５５gなので、1gあたり32・6円となります。したがって、コラーゲンに限って見れば、「ゼライス」の約4・3倍の値段と言うことになります。

ゼラチンはコラーゲンを分解したものですから、当然ながらコラーゲンを構成する「アミノ酸」がタップリ含まれています。そのゼラチンを毎日十分に食べれば、コラーゲンの原料となるアミノ酸が小腸から吸収され、再び体内でコラーゲンがたくさん合成されるはずだと考えました。

これは、ほかのタンパク質にも当てはまることなのです。私たちは、肉や魚、大豆などからいろいろなタンパク質を摂取していますが、それらは分子量が大きいので、そのまま小腸から吸収されることはありません。胃や腸で消化酵素によってアミノ酸に分解されてから吸収されるのです。そして、細胞内でふたたび様々なタンパク質に合成されるのです。

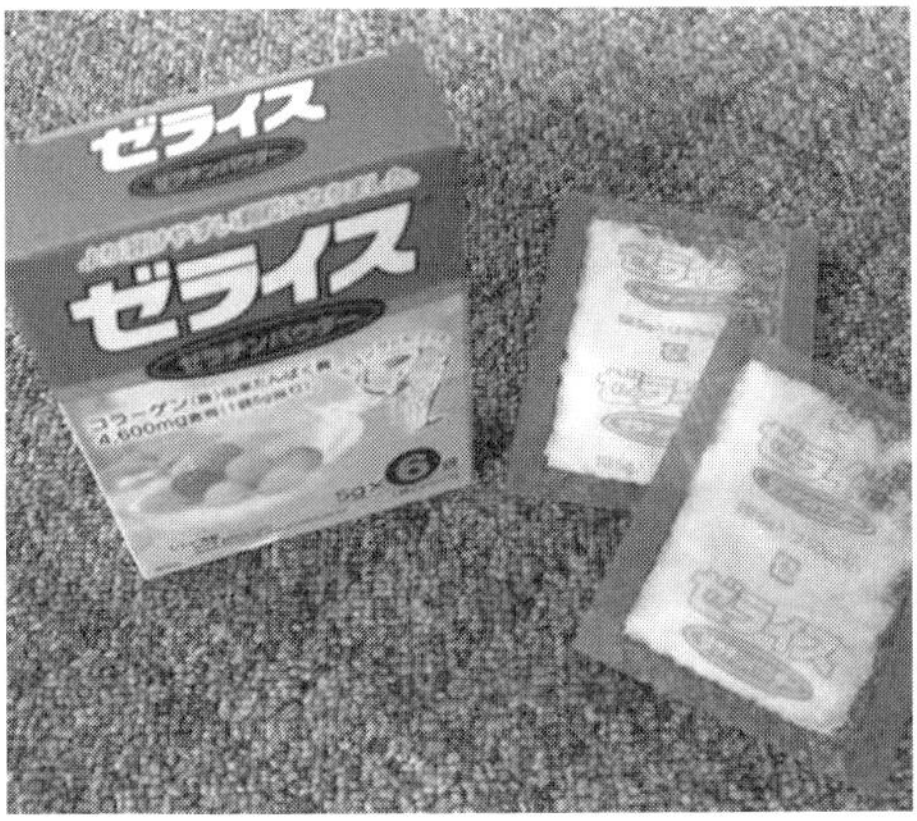

ゼライス（マルハニチロ食品）

[原材料名]
ゼラチン

[栄養成分]（1袋5gあたり）

エネルギー	18Kcal
たんぱく質	4.6g
脂質	0g
炭水化物	0g
ナトリウム	15mg
（食塩相当量	38mg）
コラーゲン	4600mg

コーヒーゼリーやフルーツゼリーで

「食品はおいしく食べるのが一番」です。そこで、私はゼラチンを使ってコーヒーゼリーを作って食べました。その作り方は、とても簡単です。

まず鍋に水を入れて、コンロで加熱します。そして、インスタントコーヒーを適量入れて、さらにゼラチンを適量入れます。目安としては、250㎖のお湯にゼラチン5gです。そして、かき混ぜながら加熱して、沸騰したら火を止めます。そして冷めてきたら、コーヒーカップあるいは浅めのコップに入れて、冷蔵庫で冷やします。数時間すると、固まります。これで「コーヒーゼリー」のでき上がりです。

そのまま食べてもいいですし、ハチミツやメープルシロップなどをかけると、コーヒーの苦味と甘さがマッチして、とてもおいしくいただけます。

ちなみに、フルーツゼリーを作る場合は、少量のお湯にゼラチンをよく溶かして、それをオレンジジュースなどに混ぜて、容器に入れて冷蔵庫で冷やせばできあがりです。

ただし、中には「ゼリーを作るのが面倒くさい」という人もいるかもしれません。また、冬場はゼリーは冷たいので、食べにくいという面もあります。

そんな時は、お茶やお湯にゼラチンを入れて、かき混ぜてください。よく溶けるので、そのまま飲めば、ゼラチンを摂取することができます。それほど味は変わりませんので、心配ありません。

ゼラチンで膝の痛みがとれた！

私の場合、ゼリーを作って食べたり、お茶にゼラチンを入れて飲むということを毎日続けたところ、数週間で膝の痛みはほとんどなくなりました。おそらく毎日ゼラチンを食べることによって、コラーゲンの原料となるアミノ酸が供給され、体内でコラーゲンが作られて膝の軟骨に供給され、軟骨が厚みを増してしっかりした状態になって、骨と骨が擦れるのが少なくなったのだと考えられます。

さらに、ゼラチンをとることで、血管をじょうぶにすることもできます。血管の細胞と細胞をつないでいる結合組織の生成をうながすからです。これについては、6章で詳しく触れます。

ところで、中には「牛の軟骨から作られるゼラチンは、狂牛病（牛海綿状脳症）になる可能性があるんじゃないの？」という心配を持つ人がいるかもしれません。でも、ご安心ください。「ゼライス」は、豚からとったコラーゲンを原料として作っているので、狂牛病の心配はありません。

また、「コラーゲンなどのタンパク質を塩酸で分解すると、有害な塩素化合物ができるって聞いたけど？」という人もいるかもしれません。その点をマルハニチロ食品に問い合わせたところ、「コラーゲンをアルカリで分解して作っているので、安全性に心配はない」という答えが返ってきました。

一ヶ月、わずか570円

「一日にゼラチンをどのくらいとればいいの?」という人もいるかもしれませんね。コラーゲンの原料となるアミノ酸は、ほかのタンパク質にも含まれているので、すべてゼラチンで補給する必要はありません。

私の経験では、1日に1袋の半分、つまり2・5gくらいを摂取すればいいのではないかと思います。もし、それで膝の調子が変わらないということであれば、もう少し量を増やしてみてください。

1日に1袋の半分を摂取したとすると、1箱(6袋入り)で12日間もつことになります。したがって、1ヶ月摂取し続けても、570円くらいです。

なお、コンビニやスーパーなどには、カップに入ったコーヒーゼリーやフルーツゼリーが売られていますが、これを食べてもゼラチンを摂取することになりませんので、注意してください。なぜなら、それらはゼリー状にするゲル化剤の「増粘多糖類」という添加物で固められたものだからです。

増粘多糖類は、樹木や海藻などから抽出された天然添加物で、ゼラチンとはまったく別のものです。したがって、いくら食べても体内でコラーゲンが生成されることはありません。

ほかのタンパク質もまんべんなく

ただし、注意していただきたいのは、ゼラチンばかりを食べていればいいということではありません。肉や魚、大豆などからタンパク質をとることも大切です。

人間の筋肉や臓器などはタンパク質でできています。そのタンパク質は毎日消費されます。そのため、食事からタンパク質を補ってやらなければなりません。その必要量は、1日に体重のおよそ1000分の1です。つまり、体重が50kgの人なら、50gということです。

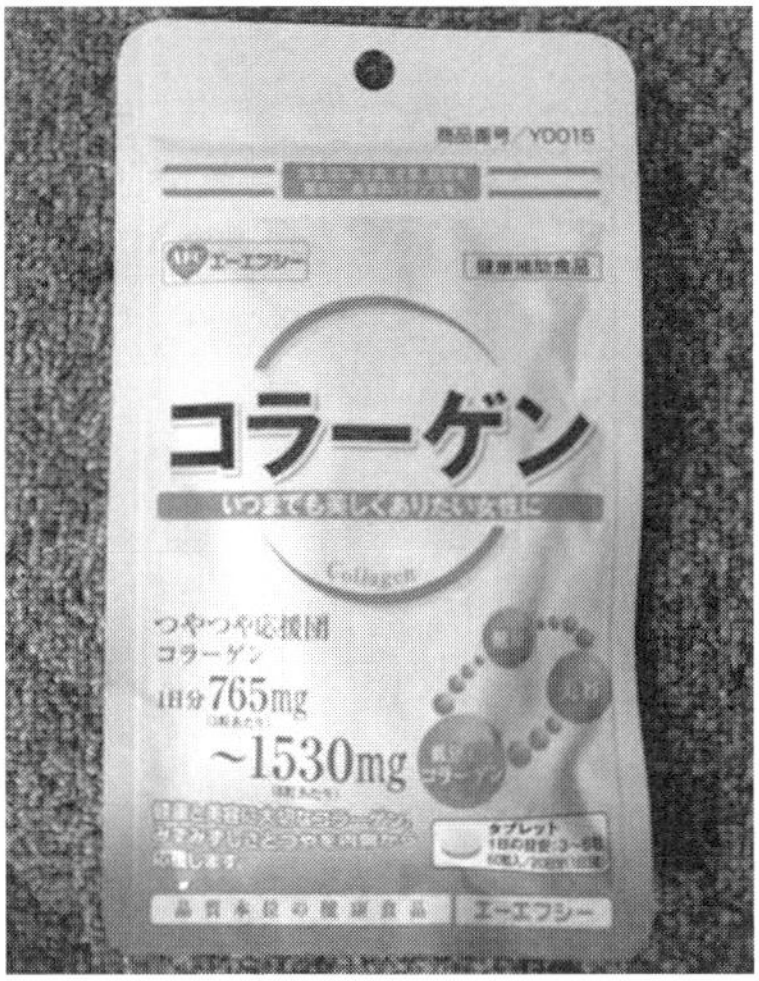

コラーゲン（エーエフシー）

［**原材料名**］

コラーゲンペプチド、乳糖、フィッシュコラーゲンペプチド、デキストリン、サメ軟骨抽出物（コンドロイチン硫酸含有）、トウモロコシ胚芽抽出物、ショ糖脂肪酸エステル、セルロース、微粒酸化ケイ素、V.C、抽出V.E、アラビアガム、V.B$_1$、サイクロデキストリン、V.B$_2$、ソルビタン脂肪酸エステル、グリセリン脂肪酸エステル、（原材料の一部に大豆を含む）

［**栄養成分**］（1粒300mgあたり）

エネルギー	0.7Kcal
たんぱく質	0.20g
脂質	0g
炭水化物	0.03g
ナトリウム	0.90mg
コラーゲン	255mg

タンパク質はアミノ酸で構成されています。アミノ酸は自然界に80種類以上存在していますが、タンパク質を構成するのは20種類のアミノ酸です。アミノ酸は人間の体内でも作られますが、作ることができないアミノ酸もあります。それを必須アミノ酸といい、9種類あります。

その一つにトリプトファンがあります。トリプトファンは、体内でビタミンの一種のナイアシンや生理活性物質のセロトニンの原料となる不可欠な栄養素です。しかし、実はゼラチンにはトリプトファンは含まれていないのです。というのも、ゼラチンのもとになっているコラーゲンにトリプトファンが含まれていないからです。

したがって、ゼラチンばかりを食べて、肉や魚、大豆などのタンパク源を食べていないと、トリプトファンが補給されなくなり、問題が発生する可能性があります。ですから、ゼラチンと同時に、ほかのタンパク源もまんべんなく食べる必要があるのです。

タンパク質を多く含む食品

タンパク質は、肉類や魚類、卵、豆類はもちろんのこと、ほとんどの穀類、いも類、野菜や果物にも含まれています。とくに多い食品は、次の通りです（『五訂食品成分表』より）。なお（　）内はタンパク質の割合。

［肉類］豚ばら（14・2％）、豚ロース（19・3％）、豚ひき肉（18・6％）、鶏むね（19・5％）、鶏も

も（17・3％）、鶏ささ身（24・6％）、鶏ひき肉（20・9％）、和牛サーロイン（11・7％）、和牛ばら（11・0％）、和牛ヒレ（19・1％）、輸入牛サーロイン（17・4％）、輸入牛ばら（14・4％）、輸入牛ヒレ（20・5％）

［魚類］きはだまぐろ（24・3％）、くろまぐろ・赤身（26・4％）、くろまぐろ・脂身（20・1％）、かつお（25・8％）、まいわし（19・8％）、ぎんざけ（19・6％）、まさば（20・7％）、まだい（20・6％）、まあじ（20・7％）

［卵類］鶏卵（12・3％）、卵黄（16・5％）、卵白（10・5％）、うずら卵（12・6％）

［豆類］国産大豆（35・3％）、アメリカ産大豆（33・0％）、きな粉（35・5％）、木綿豆腐（6・6％）、納豆（16・5％）、豆乳（3・6％）、あずき（20・3％）、えんどう（21・7％）、そらまめ・乾燥（26・0％）

これらの食品によってタンパク質を補給し、さらにゼラチンを食べれば、コラーゲンの原料となるアミノ酸が十分供給されて、膝などの軟骨も十分形成されると考えられます。

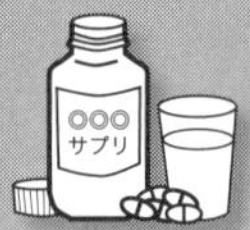

4

ＥＰＡとＤＨＡは、血液をサラサラにするのか？

血行の悪い人が多い？

「血液をサラサラにする」という類いの健康食品がたくさん出回っています。それだけ、「なんだか血行が悪い」「首や肩がこる」「体がだるい」などと感じている人が多いということでしょう。また、「脳梗塞や心筋梗塞になるんじゃないか」という不安を感じている人も多いのでしょう。

それらの健康食品は、たいてい、さんまやいわし、さばなどの青身の魚に多く含まれるＥＰＡ（エイコサペンタエン酸）やＤＨＡ（ドコサヘキサエン酸）を成分とするものです。

しかし、値段が高いのです。たとえば、ＤＨＣの「ＥＰＡ」（51ページの写真）という製品は、60粒で５９８円します。一日摂取目安量は3粒となっているので20日分です。これは、まだ安いほうで、小林製薬の「ＥＰＡ」は、１５０粒で１２６０円もします。一日摂取目安量が5粒なので、30日分です。しかし実際に「血液をサラサラにする」かどうかは分かりませんし、さらにげっぷや吐き気などをもよおすことがあるのです。これらを飲んで、もし何も血液の状態が改善されなかったなら、製品を買うために費やしたお金は、水の泡となります。

マンガで効果を暗示するＤＨＣの製品

ＤＨＣの「ＥＰＡ」は、精製魚油を原料としています。どんな魚を使っているのかは分かりませんが、おそらくＥＰＡやＤＨＡを多く含む魚の類を使っているのでしょう。成分は、３粒（１２９０㎎）当たりＥＰＡが３１８㎎、ＤＨＡが72㎎含まれると表示されています。脂質が０・８８g（８８０㎎）となっていますが、ＥＰＡやＤＨＡを含む魚油がこの程度含まれているということでしょう。原材料名にあるゼラチンは、ソフトカプセルの原料になっています。

パッケージには、マンガ入りで「生活習慣が気になる」、「魚をあまり食べない」などと書かれています。「生活習慣が気になる」というのは、あいまいな表現ですが、直接「血液をサラサラにする」などと書くと、薬事法に触れる可能性があるので、こうした婉曲な表現にしているのです。

しかし、一般にＥＰＡが「血液の流れをよくする」ということは知れ渡っていることであり、そこに「生活習慣」という言葉をもってくれば、消費者が「血行をよくするものだな」と感じとってくれると予想して、こんな表現にしているのでしょう。

ところが、この製品を買ってきて、毎日せっせと飲んでも、「血液の流れがよくなる」ということはほとんど期待できないのです。

不整脈には効果なし

国立健康・栄養研究所の「『健康食品』の安全性・有効性情報」には、EPAと循環器・呼吸器に関するデータが載っていますが、次のようなものがあります。

「埋め込み型除細動器（ICD）を利用している患者546名を対象としたランダム化二重盲検比較試験において、魚油カプセル（EPA464㎎、DHA335㎎含有）を1日2g、約365日間（14－376日）摂取させたところ、不整脈発作の再発や全死亡の発生を低減する効果は認められなかったという報告がある」

不整脈とは、脈が規則正しく打たれなくなる状態で、ドキドキ動悸がしたり、脈が異常に速かったり、逆に遅すぎたり、あるいは脈が飛んだりするというもので、死につながることもあります。

なお、「埋め込み型徐細動器（IDC）」とは、致命的な不整脈が起きた場合に、それを自動的に感知して止めてしまう装置です。

また、二重盲検比較試験とは、試験薬と偽薬（プラシーボ）を投与される患者も、投与する医師も、どちらが試験薬か偽薬か分からない状態で、試験薬の効果を調べる試験で、もっとも信頼性が高い試験とされています。

不整脈と血液の流れの関係

このデータでは、不整脈の発生を減らすことはできなかったという結論になっています。心臓は筋肉でできた臓器で、かすかな電気が筋肉に流れて、筋肉が収縮と拡張を繰り返して働く仕組みになっています。ところが、その電気信号に支障が生じると、筋肉が規則正しく収縮しなくな

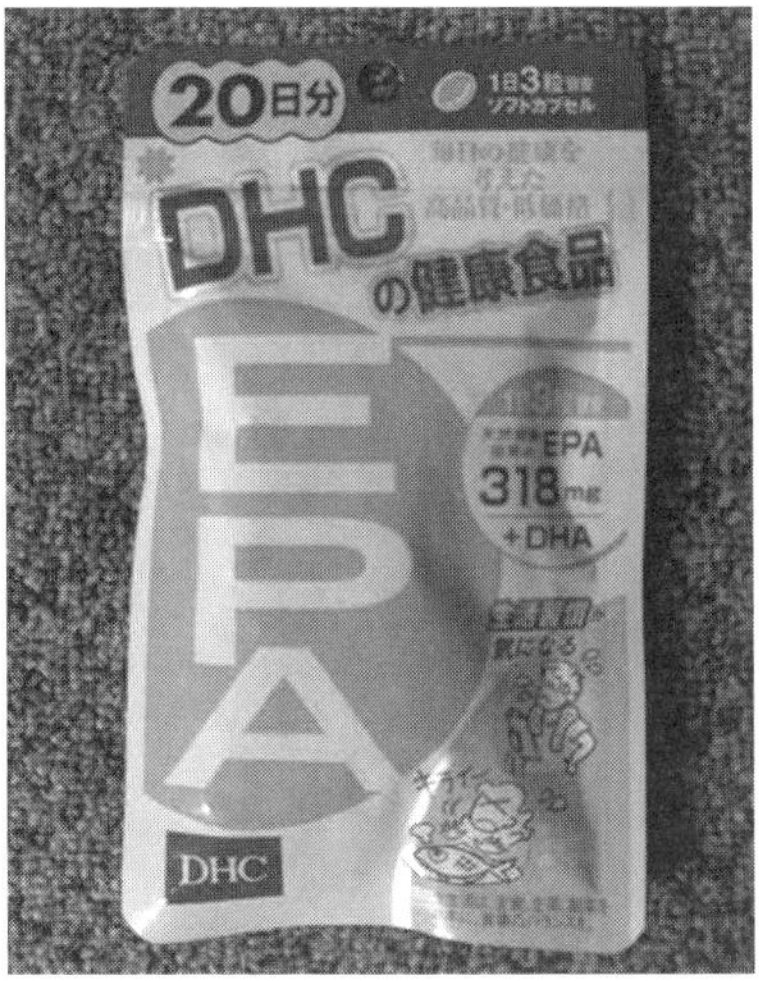

EPA（DHC）

［原材料名］
精製魚油、ゼラチン、グリセリン、酸化防止剤（ビタミンE）

［栄養成分］（1日3粒1290mgあたり）

エネルギー	9.4Kcal
たんぱく質	0.34g
脂質	0.88g
炭水化物	0.04g
ナトリウム	1.21mg
EPA	318mg
DHA	72mg

り、不整脈が起こってしまいます。

その原因は、加齢やストレス、睡眠不足、疲労などいろいろありますが、心臓に病気がある場合にも不整脈が起こります。たとえば、心臓弁膜症の人は電気の流れが悪くなって、不整脈がおこりやすくなります。また、高血圧の人も不整脈が出やすいのです。また、環状動脈の血液の流れが悪くなって心臓の機能が低下した場合も、不整脈が起こりやすくなります。

したがって、血液の流れがよくなって心臓の機能が高まれば、不整脈の発生も少なくなると考えられますが、この臨床試験では、「不整脈発作の再発の低減は認められなかった」という結論になっています。また、「全死亡の発生の低減も認められなかった」という結論になっています。

DHCの製品よりもたくさんのEPAやDHAを含む魚油カプセルを1年間も飲み続けたにもかかわらず、こうした結果なのです。

心筋梗塞や狭心症を防ぐことはできない

また、次のようなデータもあります。

「DHA、EPA、α－リノレン酸などのオメガ3系（n－3系）脂肪酸が総死亡率、心血管系イベント発生率（心筋梗塞や狭心症など）、がんの発生率に及ぼす影響について検討したシステマチックレビュー（系統的総説）がある。48報の無作為化比較試験と41報のコホート試験をメタアナリシスした結果、オメガ3系脂肪酸には総死亡率、心血管系イベント、がん発生率を低減する効果は認められなかった」

ここで、「オメガ３系」とは、不飽和脂肪酸のあるグループを指していて、ＥＰＡ、ＤＨＡ、必須脂肪酸のα－リノレン酸などがこのグループに入ります。一般にオメガ３系の不飽和脂肪酸は、動脈硬化を防ぐ働きがあるといわれています。

また、「コホート試験」とは、疫学調査の一つで、年齢など一定条件を満たす数万人単位の集団について、食習慣や生活習慣などの調査を行ない、その後何年間も観察を続けるというもので、場合によっては、血液などの検査を行なうこともあります。統計学的に、特定の食習慣などと病気との因果関係を知ることができます。

心筋梗塞や狭心症はだいたいご存知だと思います。心筋梗塞とは、心臓に栄養と酸素を送っている環状動脈が詰まってしまい、血液が流れなくなることによって、心臓が機能しなくなって、最悪の場合、死にいたるというものです。

狭心症とは、環状動脈が動脈硬化などによって細くなってしまい、血液の流れが悪くなって起こる病気です。急に胸が苦しくなったりすることがあり、その際にはニトログリセリンの服用が有効とされています。血管を拡張して、血液の流れをよくするからです。

血液中にコレステロールや中性脂肪が増えて血液の流れが悪くなり、さらに動脈硬化になると、狭心症や心筋梗塞になりやすくなります。したがって、なぜ「血液をサラサラにする」「血行をよくする」ことが大事かというと、結果的に、動脈硬化を予防し、怖い狭心症や心筋梗塞を防ぐためなのです。

ところが、このデータによると、ＥＰＡやＤＨＡなどは、心筋梗塞や狭心症などの発生率を下げる効果は認められなかったというのです。ということは、動脈硬化を防ぐ効果はなかったということであり、これではＥＰＡやＤＨＡを摂取しても、ほとんど意味がないということになります。

ＥＰＡに富む食事は効果あり

ここまでのデータを総合的に判断すると、ＥＰＡやＤＨＡを毎日摂取しても、不整脈や動脈硬化、狭心症、心筋梗塞などを防ぐことはできそうもないということです。一方で、こんなデータもあります。

「環状動脈疾患に対して有効性が示唆されている。ＥＰＡに富む食事をすると環状動脈疾患患者の死亡リスクが若干低減するという知見がある」

ここで興味深いのは、「ＥＰＡに富む食事をすると」とある点です。つまり、単にサプリメントでＥＰＡをとればよいということではないのです。

ＥＰＡが、動脈硬化を予防し、心筋梗塞になるのを防いだり、アレルギーをおさえることは、グリーンランドに住むイヌイット（エスキモー）を観察した調査からわかったものです。

イヌイットに動脈硬化が少ないことは、昔から知られていました。たとえば、ユマナクという村落では、１９６３年から６７年までに動脈硬化性の心臓病になったのはわずか３人で、これをほぼ同じ年齢のデンマーク人に換算すると、約13倍の40人に相当しました。その違いはどこにあるかを追求したところ、うかび上がってきたのが魚に含まれるＥＰＡだったのです。

魚とアザラシの肉が動脈硬化を予防した

イヌイットの人たちの主食は魚やアザラシの肉で、一方、欧米人は通常の肉類を食べています。デンマークのダイエルバーグ博士は、この食事の違いが、その差を引き起こしている、つまり、魚やアザラシの肉は動脈硬化を予防するのではないかと考えました。

そこで、ある実験を行ないました。いろんな人にイワシやサバ、サンマなどを食べさせて、血小板凝集が起こりにくくなるかどうかを調べたのです。予想は見事に的中し、魚を食べ続けた人では、凝集が起こりにくという結果になりました。

血小板凝集は、動脈硬化の一因です。すなわち、高血圧などによって血管に傷がつくと、そこに血小板凝集が起こり、コレステロールがたまり、血管壁が厚くなって、動脈硬化の状態になるのです。

さらに、魚に含まれる何が血小板凝集を起こりにくくするのか、追究がなされました。そして、浮かびあがってきたのがＥＰＡだったのです。

血管の中の血液の流れは、プロスタグランディンという局所ホルモンによって調節されています。つまり、血管を収縮させ、血小板凝集を起こして血液の流れをおさえる働きをするプロスタグランディンと、逆の作用をするプロスタグランディンによって、血液の流れが調節されているのです。

ＥＰＡには、血管収縮や血小板凝集を起こすプロスタグランディンができるのをおさえる作用があるのです。そのため、結果的に動脈硬化がおこりにくくなるのです。

さらに、ＥＰＡには、コレステロールを減らすという作用もあります。とくに、悪玉（ＬＤＬ）コレステロールを減らしてくれるのです。その作用も加わって、結果的に動脈硬化になりにくくなるというわけです。

単にＥＰＡをとればいいわけではない

ここで重要なのは、魚やアザラシを多く食べているイヌイットの人たちが動脈硬化を起こしにくいことは確かであるということです。そして、その原因として浮かびあがったのがＥＰＡであるということです。そのため、ＥＰＡをたくさんとれば、動脈硬化が防げるかのような短絡的な発想が生まれたのです。しかし、それは事実かどうかわからないのです。

なぜなら、魚やアザラシの肉には、ＥＰＡ以外にも様々な栄養素が含まれていて、それらとＥＰＡが複合的に作用して動脈硬化を防いでいるかもしれないのです。したがって、単にＥＰＡそのものを摂取すれば動脈硬化が防げるかというと、それは分からないのです。

国立健康・栄養研究所が調べたデータを見る限りでは、ＥＰＡをふつうの食事から摂取した場合は、環状動脈の病気に効果はあるが、ＥＰＡそのものをたくさんとっても、ほとんど効果はないということです。

ＤＨＣ「ＤＨＡ」の巧みな暗示的表現

ＥＰＡに似たものにＤＨＡがあります。これも、ＥＰＡと同様に不飽和脂肪酸の一種で、オメガ３の代表格です。

ＤＨＡも魚に含まれていて、ＥＰＡと同様に「血液をサラサラにする」といわれています。さらに、脳の働きを高める、つまり「頭をよくする」ともいわれています。そのため、ＥＰＡと同様にＤＨＡを成分としたサプリが各社から発売されています。ＤＨＡは、魚全般に含まれていますが、マグロやイワシなど青身の魚に多く含まれ、とくに目の周囲の脂肪に多く含まれています。マグロの場合、目の周囲の脂肪の約30％がＤＨＡといわれています。

ＤＨＡは、人間の体では脳に多く存在しています。それは、神経細胞の形成や機能にＤＨＡが必要だからです。そんなこともあって、脳の機能を高めるなどという話までまことしやかに広まったのでしょう。

ＤＨＣの「ＤＨＡ」という製品のパッケージには、「集中したい人に！」と書かれ、机に向かって勉強している男の子のマンガが添えられています。さらに、「生活習慣が気になる」とあり、体重などを気にしているような女の子のマンガが添えられています。

「集中したい人に！」とは、脳の働きを高める、あるいは精神を集中できるということを遠まわしに表現しているのでしょう。「生活習慣が気になる」は、「ＥＰＡ」の製品と同じ表現ですが、生活習慣病の代表格である動脈硬化に効果があることを示唆しているのでしょう。

高価なＤＨＡサプリ

ＤＨＣとしては、もっとストレートな表現で効果をアピールしたいのでしょうが、そうすると薬事法に違反する可能性があるので、かなりぼやけた書き方になっています。

一日摂取目安量である３粒（１２６０㎎）にＤＨＡが３３０㎎、ＥＰＡが43㎎含まれています。原材料は、「精製魚油」とあります。具体的にどんな魚が使われているのかはわかりません。

ほかに、ゼラチン、グリセリン、酸化防止剤のビタミンＥと茶抽出物が使われています。ゼラチンは、ソフトカプセルの材料です。ＤＨＡやＥＰＡはひじょうに酸化しやすい脂肪酸なので、カプセルに入れて、酸素と触れるのを防いでいるのです。しかし、それでも完全に酸化を防ぐのは不可能です。ＤＨＡやＥＰＡが酸化すると、有害な過酸化脂質ができます。それを防ぐために、酸化防止剤のビタミンＥや茶抽出物を使っているのです。

この製品は、60粒で５３８円です。一日摂取目安量が３粒なので、20日分ということになります。小林製薬の「ＤＨＡ」という製品は、90粒で１６８０円もします。一日摂取目安量が３粒なので1か月分です。

これだけのお金を払って、おいしくもないサプリを毎日せっせと飲んで、それで何も効果がなかったら、これは詐欺にあったようなものです。しかし、その可能性が高いのです。

DHAサプリはほとんど効果なし

DHAについても、国立健康・栄養研究所が、『健康食品』の安全性・有効性情報」でデータを公開しています。それは、前のEPAとある程度重なっています。

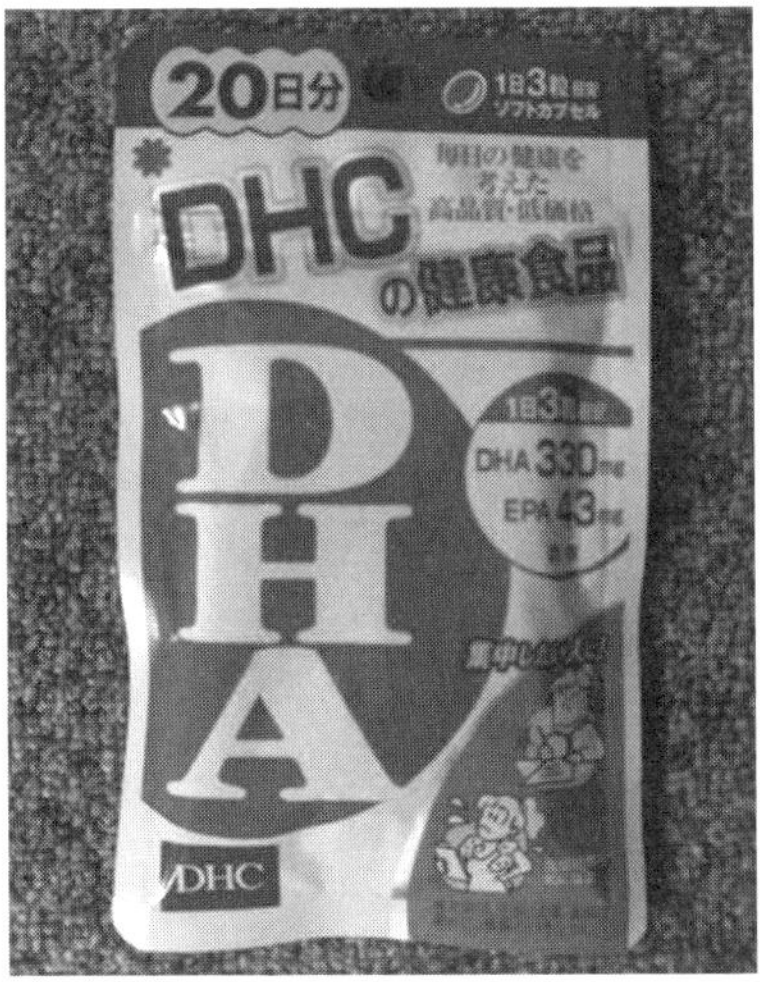

DHA（DHC）

［原材料名］

精製魚油、ゼラチン、グリセリン、酸化防止剤（ビタミンE、茶抽出物）

［栄養成分］（1日3粒1260mgあたり）

エネルギー	8.6Kcal
たんぱく質	0.30g
脂質	0.82g
炭水化物	0g
ナトリウム	0.84mg
DHA	330mg
EPA	43mg

52ページに、「ＤＨＡ、ＥＰＡ、α－リノレン酸……」というデータを示しましたが、これがそうです。前にも書いたように、ＤＨＡやＥＰＡなどは、心筋梗塞や狭心症などの発生率を下げる効果は認められなかったという結果になっています。つまり、血液をサラサラにして、動脈硬化を防ぐという効果は認められなかったということです。

また、50ページの「埋め込み型除細動器……」も、ＤＨＡに関するデータが含まれています。ここでも、不整脈の発生を減らすことはできなかったという結論になっています。

さらに、こんなデータも載っています。

「中等度脂質異常症の男性３４名（39－66歳、試験群17名）を対象とした二重盲検無作為化プラセボ比較試験において、ＤＨＡ３g（３０００㎎）含有の油脂7・5g／日（プラセボ群はオリーブ油摂取）を90日間摂取させたところ、トリグリセリド、最高血圧、心拍数の減少が認められたという報告がある」

トリグリセリドとは、通常の脂肪、すなわち中性脂肪のことです。この試験では、中性脂肪が減って、最高血圧も下がったということなので、ＤＨＡに一定の効果があったということになります。

ＤＨＡは食事でとろう！

しかし、１日に摂取するＤＨＡの量が３０００㎎ですから、ＤＨＣの製品の一日摂取目安量に含まれるＤＨＡの量３３０㎎の約10倍も多く摂取しているのです。したがって、ＤＨＣの製品を毎日摂取しても、これと同じ結果になるかはわからないのです。

一方、ＤＨＡについてこんなデータも載っています。

「環状動脈疾患に対して、経口摂取で有効性が示唆されている。環状動脈疾患患者が食事から摂取するＤＨＡを増やすと、死亡するリスクが低減するという知見がある」

これは、前に紹介したＥＰＡに関する効果と似ています。つまり、ＤＨＡのサプリをとるのではなく、ＤＨＡを多く含む食事を食べると、環状動脈疾患に有効であり、死亡率が低下したということなのです。

これは、単にＤＨＡやＥＰＡを摂取すれば、狭心症や心筋梗塞などの環状動脈疾患の悪化を防いだり、予防できるということではなく、ＤＨＡやＥＰＡを含む食べ物を食べることによって、それらが可能となることを示しているのです。

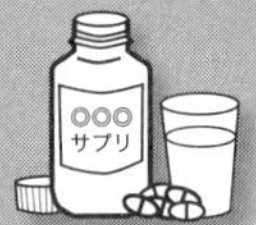

5

ナットウキナーゼが血液をサラサラにする証拠はない

なくてもいい製品を出し続ける小林製薬

「ナットウキナーゼ」なるものをご存知でしょうか？　納豆に含まれる独特の成分で、一般に血栓を溶かす働きがあるといわれています。このナットウキナーゼを主成分としたサプリメントが売られています。

たとえば、小林製薬の「ナットウキナーゼ　ＤＨＡ　ＥＰＡ」。ＤＨＡとＥＰＡを含む魚油にナットウキナーゼを含む納豆菌培養エキスを加えたものです。こんな製品を食べなくても、納豆そのものを食べたほうが、よほどナットウキナーゼをとることができると思うのですが、メーカーとしてはとにかく製品化して、儲けなければならないので、こんな製品を作ったのでしょう。

小林製薬という会社は、「あったらいいなをカタチにする」を標榜していて、ほかの製薬会社が作らないような製品を次々に作り出しています。たとえば、「ブルーレット」「トイレその後に」「熱さまシート」などなど。いわば隙間産業を邁進しているわけですが、「あったらいいな」は、言葉を変えれば、「なくてもいいよ」ともいえるもので、ほとんど必要ないもの、場合によってはかえって害になるような製品を次々に売り出しています。サプリメントも、それに近いものといえるでしょう。

「ナットウキナーゼ　DHA　EPA」には、「サラサラ成分を摂りたい方に」と大きく表示され

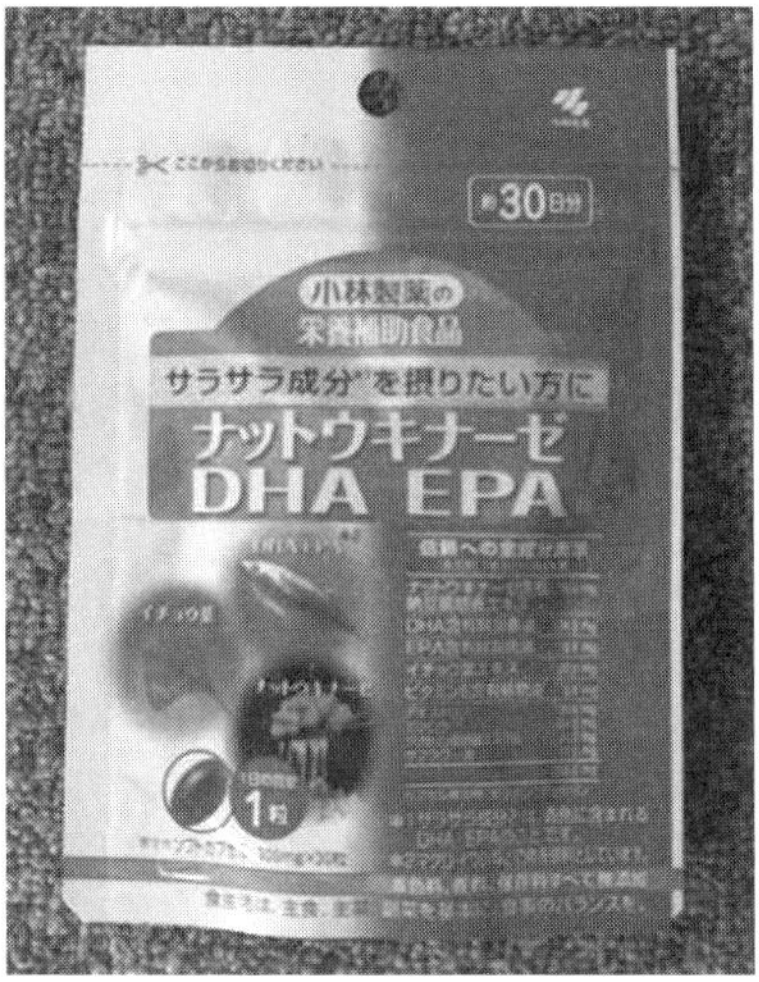

ナットウキナーゼ/DHA/EPA（小林製薬）

［**原材料名**］
DHA含有精製魚油、ゼラチン、デキストリン、サフラワー油、イチョウ葉エキス、EPA含有精製魚油、ナットウキナーゼ含有納豆菌培養エキス、グリセリン、ミツロウ、グリセリン脂肪酸エステル、ビタミンE

［**栄養成分**］（1粒475mgあたり）

エネルギー	2.9Kcal
たんぱく質	0.13g
脂質	0.22g
糖質	0.088g
食物繊維	0.033g
ナトリウム	0.019～0.19mg
ビタミンE	0.1mg
DHA	67mg
EPA	13mg

ています。これは、かなり問題のある表現です。「サラサラ」とは、いったい何を指しているのか？　もし「血液をサラサラに」ということなら、薬事法に違反することになります。血液をサラサラにする、すなわち「血行をよくする」という効果を表しているからです。

弱腰な大阪府

小林製薬の本社は大阪府にあります。現在、日本政府の権限委譲の方針から、サプリメントなどの取り締まりは、本社のある都道府県、または政令指定都市が行なうことになっています。したがって、小林製薬の製品が薬事法に違反しているかどうかを判断し、違反している場合、指導を行なって改善させるのは、大阪府の仕事ということになります。

私は、『週刊金曜日』２００９年６月19日号の「新・買ってはいけない拡大版」で、小林製薬の「ナットウキナーゼ　ＤＨＡ　ＥＰＡ」を取り上げたのですが、その際大阪府の担当者に、この製品に対する見解を求めました。そして、次のような回答を得ました。

「これまでも小林製薬に対しては、製品の表現を改善するように何度も指導を行なっていて、以前よりはよくなっている。『サラサラ成分を摂りたい方に』とは、ナットウキナーゼということもあるので、血液を連想させるものではある。販売される前に『サラサラ』と書かれていることが分かれば、どういう意味で書いているのか聞いて、血液がということになれば、控えるように指導する。この製品はすでに市販されているが、グレーであることは間違いないので、指導すべきか検討したいと思う」

しかし、小林製薬から説明を受けるまでもなく、「サラサラ」というのは血液以外には考えられません。また、発売前なら指導するが、発売された後では「難しい」というのもおかしな話で、発売前であろうと、発売後であろうと、「違法」ということが分かれば、すぐに改善を求めるなり、製品を回収させるなりすべきだと思います。

一地方自治体にとっては、大手企業に強い姿勢で臨むのが困難なのか、怖いのか、とにかく「ナットウキナーゼ　DHA　EPA」は、その後も販売され続けています。つまり、薬事法に違反する可能性の高い製品が堂々と売られているということです。それを行政が取り締まれないのなら、消費者が拒否することで、市場からなくしていくようにするしかないのです。

ナットウキナーゼとは？

ところで、ナットウキナーゼとは、そもそもどういうものでしょうか？　納豆はご承知のように大豆を納豆菌で発酵させた食品です。ちなみに、発酵というのは、細菌やカビで食品を分解させた際に、人間にとってプラスになる場合のことです。マイナスの場合、つまり、単に食品が腐って食べられなくなった時などは、腐敗といいます。

納豆がネバネバするのは、ムチンという物質を含むからで、よくかき混ぜるといっそうネバネバが増加します。ナットウキナーゼは、納豆に含まれる独特の酵素（タンパク質から成り、特定の働きを持つ）で、一般に血栓を溶かす作用があるといわれています。それで、脳梗塞や心筋梗塞を防ぐといわれているのです。医学実用書にも、ナットウキナーゼのそうした働きを解説したものがあります。

しかし、本当にナットウキナーゼには、そうした働きがあるのでしょうか？　前出の「安全性・有効性情報」には、次のように書かれています。

「高脂血症（脂質異常症）患者46名（53・7±10・0歳、試験群36名、中国）を対象とした二重盲検無作為プラセボ比較試験において、ナットウキナーゼ200mg／日を単独もしくはベニコウジ1200mg／日と併用で6ヶ月間摂取させたところ、併用群でのみ、総コレステロール、LDLコレステロール、総コレステロール／HDLコレステロール比の減少が認められたという予備的な報告がある」

ここで、LDLコレステロールは、悪玉コレステロール、すなわち血管に溜まって動脈硬化をおこすもの、HDLコレステロールは善玉コレステロール、すなわち逆に血管からコレステロールを運び去るものです。

ちなみに、ベニコウジ（紅麹）とは、カビの一種の紅麹菌が作り出す色素で、食品添加物としても使用が認められています。紅麹菌は、古くから中国、台湾、マレーシアなどで利用されており、とくに中国では、紅酒や紅露酒、紹興酒などに利用されています。紅麹の成分であるモナコリンという物質には、コレステロールの合成を妨害する作用があることが分かっています。

血栓を溶かす証拠はない

試験結果は、総コレステロールと悪玉コレステロールが減って、さらに総コレステロールを善玉コレステロールで割った比が小さくなったということですから、相対的に善玉コレステロールが増えたということです。

ただし、気になるのは、「併用群でのみ」とあることです。つまり、ベニコウジ（紅麹）とナットウキナーゼを一緒に摂取した場合だけ、よい結果が出たということです。これでは、ナットウキナーゼにコレステロールを下げる働きがあるのかないのかよくわからないことになります。紅麹にはコレステロールの合成を妨害する働きがあることが分かっているので、その働きでこうした結果になったとも考えられます。

また、同情報には、「ナットウキナーゼが、俗に『血栓の溶解に関与する』といわれているが、ヒトでの有効性については信頼できるデータがない」とも書かれています。

結局のところ、ナットウキナーゼが一般にいわれているように、血栓を溶かして、心筋梗塞や脳梗塞を予防するという確かな証拠はないということなのです。

ナットウキナーゼが血栓を溶かす作用があるのかないのか、今の時点ではまだ分からないという状態ですが、仮に効果があった場合でも、なにもサプリを買う必要などまったくないのです。納豆そのものを食べればよいのです。そこにタップリとナットウキナーゼが含まれているのですから。

納豆は、いうまでもなくご飯のおかずになり、とてもおいしものです（もちろん嫌いな人もいますが）。また、タンパク質を豊富に含み、値段も安いのです。わざわざおいしくもなく、栄養もなく、効果があるかどうかわからないサプリを買う必要などまったくないのです。

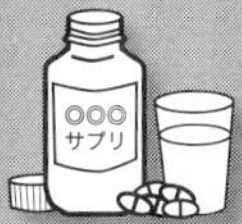

6

ふだんの食べ物で動脈硬化を防ぎ、血行をよくする

血液の流れを悪くする動脈硬化

「血行が悪い」という言葉はよく使われます。肩や首がこったときに、「どうも血行が悪いみたいだ」などといいますし、頭がボーッとしたり重いときに、「脳の血行が悪いようだ」などといいます。また、狭心症の場合、冠状動脈の血行が悪いということになります。

血行が悪いと体全体の調子が悪くなります。逆に言うと、健康を維持するためには、「血行をよくすること」がひじょうに大切なのです。

血液の流れを悪くする原因はいろいろありますが、もっとも知られているのは動脈硬化です。

動脈硬化とは、その言葉どおりであれば、動脈が硬くなると言うことですが、実際はちょっと違います。血管の一部にいろいろな障害物がたまって、そこが狭くなって、血液の流れが悪くなるという状態です。

血液を触ったことがある人なら分かると思いますが、かなりべたべたしていて粘性があります。糖分やその他の栄養成分、赤血球や白血球などが含まれているからです。こんなドロッとした状態のものを、心臓は全身に常に送り続けているのですから、たいへんな負担でしょう。

血管は心臓の鼓動によって一定の圧力、すなわち血圧をうけていますが、高血圧によって血管に傷がついたりすると、そこを補修するために血小板がたまります。さらに、コレステロールが多いと、それらも血小板とともに凝集してしまいます。それが続いて、血小板やコレステロールが粥状に固まったような状態になったのが、動脈硬化です。こうなると、血管がせまくなってしまいますから、当然ながら血液の流れが悪くなってしまうのです。

怖い動脈硬化

心臓に栄養と酸素を送っている冠状動脈が動脈硬化を起こして、血液の流れが悪くなって、心臓の働きが低下した状態が狭心症です。冠状動脈は意外に細いので、血管がつまりやすく、狭心症になる人が多いのです。また、首の頚動脈も、動脈硬化を起こすしやいことが知られています。また、脳の血管も動脈硬化を起こしやすいものです。

これらの部位での動脈硬化は、重い症状となって現われるので、よく知られているのですが、基本的には動脈硬化は全身のどの動脈でも起こりうるものです。たとえば、足で起こった場合、閉塞性動脈硬化症となり、足の血行が悪くなってしびれを感じたり、冷たくなったりします。また、脱毛がおこることもあります。

動脈硬化が体のあちこちで起こった場合、当然ながら血液の流れがあちこちで悪くなることになります。そのため、「なんだか体調が悪い」ということも起こってくると考えられます。

動脈硬化がさらに進んで、血管が塞がれてしまい、血液の流れがストップした状態が「梗塞」です。心臓の冠状動脈で起こったのが心筋梗塞で、重症な場合死亡することがあります。脳の血管で起こったのが脳梗塞で、これも死亡することがあります。

このように動脈硬化は、致命傷になる可能性のある怖い症状といえます。また、全身に栄養と酸素を送っている血液の流れを悪くしてしまうという点でも、動脈硬化は要注意なのです。

大切なコレステロールが悪玉に

動脈硬化は、加齢や糖尿病、高血圧、喫煙などさまざまな要因が重なって起こりますが、最大の原因はコレステロールです。しかし、もともとコレステロールは、細胞膜を構成し、また、胆汁酸やホルモンの原料になっている大切な栄養素なのです。もし、コレステロールが体になくなったら、おそらく生命を維持することはできないでしょう。

ところが、多すぎると、「悪者」になってしまうのです。それにしても、コレステロールはどうしてこれほどまでに「悪者」あつかいされているのでしょうか？

実はコレステロールが「悪者」あつかいされるようになったのは、ある実験がきっかけだったのです。それは、１９１０年代に行なわれたものです。ウサギに大量のコレステロールを与えたところ、動脈の壁にコレステロールがたまって、動脈硬化を起こしたというものでした。

また、人間でも動脈硬化を起こした人の血管にはコレステロールがたまっていたため、「コレステロールが動脈硬化を起こす」という説が広まっていったのです。

体内のコレステロールは、血液によって体の隅々にまで運ばれますが、その際に「運び屋」となるものがあります。それは、リポタンパク質というもので、高比重リポタンパク質（ＨＤＬ）と低比重リポタンパク質（ＬＤＬ）があります。

ＨＤＬは、血管壁や細胞にたまった余分なコレステロールを取り込んで、肝臓に戻す働きをもっています。つまり、血管から余分なコレステロールを取り去って、動脈硬化を防いでいるのです。そのため、ＨＤＬコレステロールは、善玉コレステロールといわれています。

一方、ＬＤＬは、肝臓からコレステロールを血管や細胞に運ぶ働きをしています。これも重要な働きなのですが、これによって結果的に血管壁にコレステロールが増えて、動脈硬化につながります。それで、ＬＤＬコレステロールは、悪玉コレステロールといわれているのです。

しかし、コレステロール自体が悪いわけではありません。問題なのは、私たちの体内にコレステロールが多くなりすぎ、それが悪玉コレステロールとして、過剰に血管に運ばれてしまうことなのです。

意外と魚介類に多いので気をつけよう！

体内で細胞膜や胆汁酸などの原料となるコレステロールは、1日に1～2g必要とされています。コレステロールは、肝臓や小腸、筋肉などでその7割程度が合成されていて、それ以外は食事からとっています。ところが、食事からとりすぎると、体内のコレステロールが過剰となって、悪玉コレステロールも増えてしまうのです。したがって、コレステロールをたくさん含む食品を食べ過ぎないようにすればよいのです。

コレステロールを多く含む食品といったら、どんなものがあるでしょうか？　おそらく卵をあげる人が多いと思います。それから牛肉や豚肉、チーズなどでしょうか。『五訂食品成分表』によると、生の卵には100g当たり420mg（以下、同じ）のコレステロールが含まれています。和牛肉かた（脂身）が110mg、輸入牛肉かた（脂身）が65mg、豚肉（ロース）が61mg、鶏手羽（皮つき）が140mg、プロセスチーズが78mg。

それから、意外に魚介類にコレステロールが多いのです。とくに魚卵に多く、かずのこ370mg、すじこ510mg、いくら480mg、たらこ350mg、キャビア500mg、からすみ860mgとなっています。

また、いか・たこも多く、するめいか270mg、ほたるいか240mg、さきいか370mg、いかくんせい280mg、まだこ150mgです。

魚で多いのは、あなご140mg、煮干し550mg、田作り720mg、うなぎ230mg、ふかひれ250mg、ししゃも230mg、しらうお220mgなどです。魚には全般的に100g当たり数十mg含まれています。

「卵や肉を食べていないのに、検査したらコレステロールが高かった」という人は、魚介類や魚卵を多く食べていたために、そうなったのかもしれません。どんな食品でも、食べすぎには注意したほうがよさそうです。

炭水化物の取りすぎにも注意！

ところで、最近では卵を食べてもコレステロールは増えないというのが通説になっています。1日に2個くらいなら食べても、「問題ない」といわれています。それて、安心して食べている人もいるでしょう。

しかし、これは個人差があるようです。実は私はこの通説を信じて、毎日1個くらい卵を食べていたのですが、血液中のLDL（悪玉）コレステロールがグンと上がってしまいました。以前は、LDLコレステロールは常に正常値（70～139mg／dL）だったのですが、2009月11月に行なったメタボ検診で、なんと181mg／dLになっていたのです。そのため、医者からコレステロールを下げる薬の服用を勧められました。

そのとき、私は「食事を工夫して下げる」と医者に言って、薬を頑なに拒否しました。薬で無理に下げると、体が薬に依存する体質になってしまう可能性があります。その結果、ずっと薬を飲み続けなければならなくなり、いずれその副作用が現われることになります。薬を拒否された医者はかなりむっとした表情をしていましたが……。

動脈硬化は、体内の中性脂肪が多かったり、血糖値が高かったり、あるいは高血圧でも起こりやすくなります。したがって、脂肪の取りすぎにも十分注意しましょう。また、炭水化物の取りすぎも要注意です。

炭水化物は体内で分解されてぶどう糖になり、エネルギー源となりますが、とりすぎると、ぶどう糖が中性脂肪に変わって、皮下や内臓に蓄積され、血液中の中性脂肪も増えてしまいます。さらに、血糖値も高くなってしまい、糖尿病にもつながります。したがって、炭水化物にも注意が必要です。もちろん、炭水化物自体が悪いのではなく、取りすぎるのがよくないということです。

また、食塩の取りすぎは、確実に高血圧を引き起こします。日本人は1日に平均で11〜12gくらいの食塩をとっていますが、1日に必要な食品は3g程度とされていて、明らかにとりすぎなのです。したがって、食塩の摂取も減らすようにする必要があるのです。これらに注意すれば、おそらく動脈硬化を防ぐことは可能でしょう。

毛細血管の流れが重要

血液の流れを悪くする原因は、動脈硬化以外にもあります。それは赤血球や白血球の変形能（形を変える能力）の低下です。それらが硬くなって変形しにくくなると、ひじょうに細い毛細血管を流れにくくなり、結果的に血行が悪くなってしまうのです。

血液は、血しょうと血球に分かれます。試験管に血液を入れておくと、時間が立つにつれて下のほうが赤くなって、上のほうが透明に近い状態になります。赤い部分が赤血球を中心とした血球で、透明の部分が栄養素などが水に溶けた状態の血しょうです。

血液は、血しょうが約55％、血球が約45％で構成されています。血しょうは、約90％が水分で、ほかは糖質、タンパク質、脂肪、ミネラルなどです。血球は、酸素を運ぶ赤血球、異物を退治する白血球、出血を止める血小板から構成されます。これらの血球が、手や足の末端、各臓器などにはりめぐらされた毛細血管をいかにスムーズに流れるかがとても重要なのです。

最近、血液の流れを調べるのに、「ＭＣ－ＦＡＮ（マイクロチャンネルアレイ・フローアナライザー）」という器械がよく使われています。テレビなどで、櫛状になったところを血液がサッーと流れたり、詰まったりする映像を見たことがあると思いますが、それが「ＭＣ－ＦＡＮ」です。

この器械で血液の流れを測定して、「血液がサラサラ」「血液がドロドロ」などという判断が下されています。これは、何を測定しているかというと、狭い櫛状の隙間を、血球がどの程度流れやすいかを調べているのです。

この隙間は本当に狭くて、わずか7マイクロメートル（1マイクロメートルは、1／1000ミリ）です。これは、人間の毛細血管の直径と同じです。したがって、この隙間をスムーズに流れることができれば、毛細血管もスムーズに流れることができるということなのです。逆に流れが悪ければ、毛細血管の流れも滞りがちになるということです。

図1

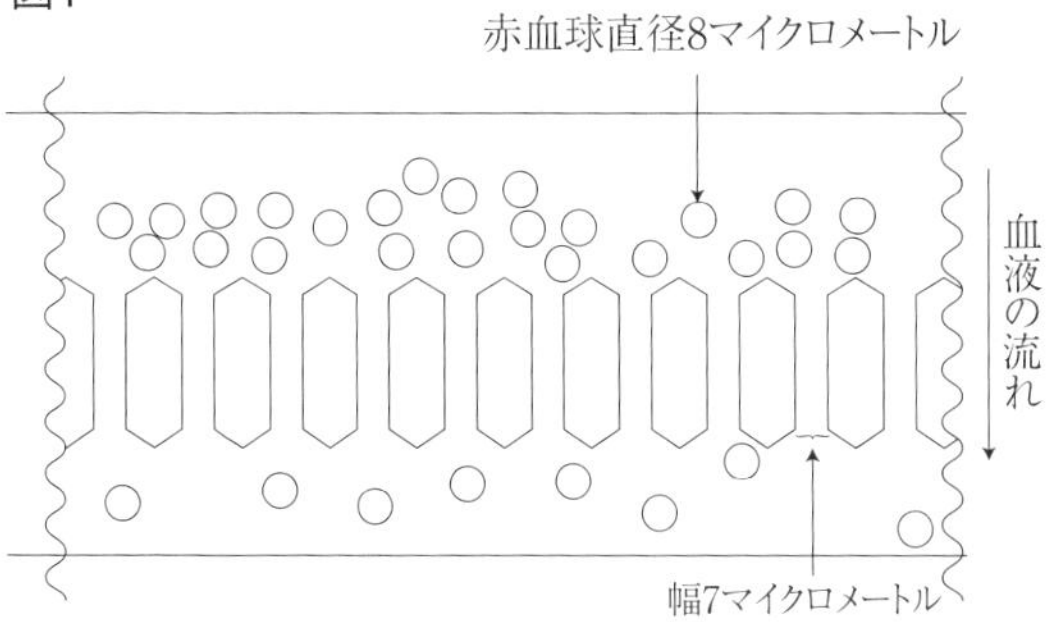

MC-FANの模式図
（赤血球の膜が硬いと、7マイクロメートルのすき間を通過しにくくなる）

全身の血管はなんと9万キロ

心臓から押し出された血液は動脈を通って、全身の臓器や組織に行き渡りますが、動脈はしだいに枝分かれして細くなっていきます。そして、末端の組織や臓器に到達すると、毛細血管となって、栄養と酸素を細胞に供給しているのです。毛細血管も含めた全身の血管をすべて一本につなぐと、約9万キロメートルにもなるといいます。地球の周囲が約4万キロメートルですから、2周以上あることになります。想像を絶するような長さです。

これだけ長い血管が、私たちの一人一人の体の中にあり、日夜栄養と酸素を全身の細胞に送り届けているのです。これだけ長いとどこかが詰まったり、破れたりするのもしかたがないように思います。むしろ、何の異常もない状態が続くのが奇跡のようにも思われます。

血液は毛細血管を通る過程で、細胞に栄養と酸素を送り届け、逆に細胞から二酸化炭素と老廃物を受け取って、静脈を通ってしだいに集まっていって、心臓に戻ります。そして、今度は肺に行って、そこで酸素を供給され、二酸化炭素を排出して心臓に戻り、また動脈を通って全身に行き渡るのです。これを常にくり返しているわけです。

ということは、もし毛細血管の流れが悪くなったら、臓器や組織を形成する細胞に栄養と酸素が十分にいかなくなって、臓器や組織の機能が低下することになります。たとえば、手の指を例にとってみましょう。手の指先には、細い毛細血管がたくさんあって、そこを血液が流れて酸素と栄養が供給されています。その様子を顕微鏡で見ると、狭い毛細血管の通路を赤血球が数珠繋ぎの状態で流れているのがわかります。毛細血管の幅は赤血球と同じくらいで、ギリギリ通過しているという感じです。

ところが、赤血球が毛細血管をスムーズに流れなくなると、酸素や栄養が不足して、しびれたり、冷えたりするわけです。つまり、手の指の機能が低下してしまうのです。これは、全身のすべての組織と臓器に当てはまることです。したがって、毛細血管の流れをいかによくするかが、健康を維持するうえでとても重要になってくるのです。

黒酢が赤血球を柔らかくする⁉

ＦＣ－ＦＡＮで採取した血液を調べると、毛細血管の幅と同じ7マイクロメートルの櫛状の幅を赤血球がスムースに通過するか、詰まってしまうかが分かります。赤血球の膜が固くなっていて、形を変化させにくくなっていると、直径が約8マイクロメートルである赤血球は詰まってしまうことになります。これでは、実際の毛細血管もスムーズに通過できなくなることになります。

では、赤血球が毛細血管をスムースに通過するようにするにはどうしたらよいのでしょうか？ＦＣ－ＦＡＮをはじめて臨床に取り入れたという東京女子医科大学の栗原毅教授は、黒酢を飲むと、「飲んで1、2時間で効果が現れます。赤血球の膜を柔らかくすると同時に、酢に含まれるクエン酸が血小板の凝集をおさえます」（栗原毅著『血液サラサラ生活のすすめ』小学館刊）といっています。

栗原教授によると、魚をまったく食べないという患者さんの血液を、ＭＣ－ＦＡＮで調べたところ、赤血球の一つ一つが硬く、櫛状の隙間をスムーズに通り抜けられませんでした。そこで、黒酢を1日30㎖、1週間飲んでもらったところ、赤血球がしなやかになって、隙間をスムーズに通過できるようになったといいます。

黒酢とは、玄米と麹から作られた黒いお酢で、長期間熟成させることで作られます。ふつうの酢に比べて、アミノ酸やミネラルを豊富に含んでいるといいます。

最近、ちょっとした黒酢ブームで、「健康によい」ということで黒酢を飲んでいる人も少なくないようです。ただし、ふつうの酢に比べて値段が高いのが玉に瑕《きず》です。熟成に時間がかかるので、どうしても製造コストが高くなってしまうのでしょう。

黒酢を試す

私も机に座ってする仕事が多いせいか、どうも血行がよくない感じがしています。首や肩がよく懲りますし、歩いていても地に足が着いていないような感覚を覚えるときがあります。それから体がだるくて、元気がでないときもあります。そこで、近くのスーパーでミツカンの「純玄米黒酢」を買ってきて、試すことにしました。

「大さじ1杯（15㎖）を5倍以上に薄めてお飲みください」とボトルに書かれていたので、その通りにして飲んでみました。すると、消化管から素早く成分が吸収されて、全身にめぐっていくのが分かりました。アミノ酸やミネラルは分子量が小さいので、腸から素早く吸収されるのです。そして、すぐに鼻の通りがよくなるのが分かりました。風邪を引いたときに、風邪薬を飲むと鼻の通りがよくなりますが、そんな感じです。おそらく毛細血管の流れがよくなったためと考えられます。栗原教授は、「1、 2時間で効果が現れます」と書いていますが、確かに即効性があるように感じられました。

黒酢は、広く売られている食品です。水で薄めて飲んでもよいですが（けっこうおいしいのです）、ふつうの酢と同じように使えますし、酢豚の甘酢、ぎょうざのたれ、炒め物にかけて食べることもできます。

ただ、値段が高いので、それがちょっとネックですが。また、多少胃に染みるので、かなり薄めて飲んだほうがよいと思います。

ビールが血行をよくする！

栗原教授は前著の中で、血液をサラサラにする食品ベスト10として、黒酢のほかに、梅肉エキ

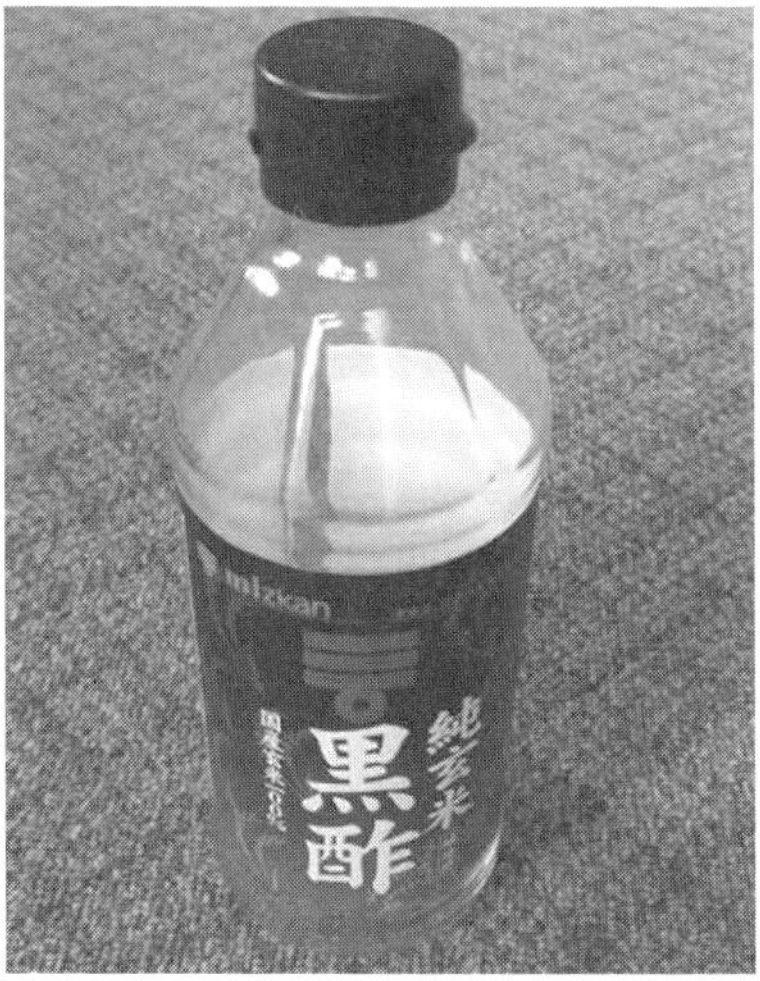

純玄米黒酢（ミツカン）

［**原材料名**］
玄米

［**栄養成分**］（大さじ1杯15mℓあたり）

エネルギー	7.1Kcal
たんぱく質	0.17g
脂質	0g
炭水化物	1.8g
ナトリウム	2～4mg

ス、納豆、青背魚、黒豆、緑茶、トマト、玉ねぎ、ブロッコリー、ビールをあげています。
これらの中で、私が効果を実感できるのは、ビールです。

「体がだるい、あるいはすっきりしない」という時でも、ビールを飲むとしだいに体が楽になっていくのが分かります。アルコールで神経が麻痺する面もあるとは思いますが、それだけではないようです。

栗原教授によると、「MC－FANの実験でも、適量のビールは赤血球の変形能を高め、血液の流れをよくするというデータが出ています」とのことです。

栗原教授が、約400名の健康な男性を対象にMC－FANで血液流動性を調べたところ、お酒を「毎日少し飲む」グループのほうが、「まったく飲まない」グループよりも流れがいいという結果が出たといいます。なお、この実験では、お酒の種類までは特定しなかったとのこと。

ビールもアルコールの一種ですから、この実験結果に当てはまることは間違いないでしょう。また、ビールは水分を同時に供給できるので、それによっても血液の流れをよくする効果が感じられるのかもしれません。

もともとアルコールには血管を拡張する働きがあることが分かっています。したがって、アルコールを含むビールを飲めば、血管が広がることによっても、血液の流れはよくなるわけです。また、神経を刺激して、心臓の鼓動を速める作用もあります。

もちろん飲みすぎると、体に悪いので、その点は注意していただきたいとは思いますが……。

ショウガ紅茶は体を温める

もう一つ、私が実際に飲んで「これは、血行をよくしそうだ!」というものがあります。それは、「ショウガ紅茶」です。今、ショウガは体を温めて、冷え性を改善したり、免疫を高めるということで話題になっています。そのショウガを擦って、紅茶に入れて、ハチミツか砂糖(私は、精製されていないきび砂糖を使っています)を入れるという、実に簡単なものです。

ショウガ紅茶の立案者は、イシハラクリニック院長の石原結實医師です。石原医師はたくさん著書をだしていますが、その中でショウガ紅茶の働きを次のように説明しています。

「朝の起きぬけは、気温、体温とも低く、各臓器もまだ目が覚めていないのですが、ショウガ紅茶をとると、まず体温が上昇し、胃腸をはじめ、心臓、血管系、脳、神経系がにわかに動き出し、1日の好スタートが切れる」(『血液サラサラで病気が治るキレイになれる』PHP文庫)。

この言葉は、まんざら嘘ではないようです。私もショウガ紅茶を何度も飲んでいますが、確かに体が温まるのです。とくに上半身が温まります。そして、黒酢と同じように、鼻の通りがよくなります。これは、血行がよくなったためと考えられます。おそらく風邪を引いたときに飲むと、体が温まって免疫力も高くなり、治るのが速くなるのではないかと思います。

石原医師は、ショウガ紅茶を1日に3〜6杯飲むことを勧めていますが、私の場合は、せいぜい2杯までです。というのも、ショウガはけっこう胃の粘膜を刺激するのです。そのため、たくさん飲みすぎると、胃が荒れた感じになります。試しにショウガ紅茶を作って飲んでみようという人は、その点を注意していただきたいと思います。

血管をじょうぶにするゼラチン

血液の流れが正常であるために、もう一つ大切なことがあります。それは、血管がじょうぶであることです。血管が破れてしまったのでは、血液が流れることができなくなってしまいます。もし、脳の血管が破れれば、脳出血を起こして、最悪の場合死にいたります。

とくにクモ膜下出血は、致命傷になります。2010年4月に、読売巨人軍の木村拓也コーチ（37歳）が、突然クモ膜下出血で倒れ、帰らぬ人となり、多くの国民に衝撃をもたらしましたが、これは、脳のクモ膜の下の血管が破れて大出血を起こしたためです。

3章で、ゼラチンが軟骨を形成して、膝などの痛みをとる可能性があることを書きましたが、実はゼラチンは血管をじょうぶにして、脳出血などを防ぐ効果もあると考えられます。なぜなら、血管の細胞と細胞をくっつけ合わせている結合組織はコラーゲンでできているからです。

「壊血病」という言葉を聞いたことがあると思います。歯肉や皮膚、骨膜などの血管が破れて出血し、貧血や歯肉炎、全身倦怠、衰弱、無気力などに陥る怖い病気です。これは、ビタミンCの欠乏によって起こることが分かっていて、ビタミンCを補給すると、症状は改善されます。

壊血病は、昔、船乗りに多かった病気です。ビタミンCは、新鮮な野菜や果物に含まれていますが、航行中はそれらを食べることができません。そのため、ビタミンC不足となって、壊血病になっていたのです。今は、お茶などを携行することで、それを防いでいるようです。お茶に含まれるビタミンCは、時間がたっても壊れることがないからです。

ところで、なぜ、ビタミンCが不足すると、壊血病になるのでしょうか？　それは、血管の細胞をくっつけているコラーゲンができにくくなるからなのです。コラーゲンの生成には、ビタミンCが欠かせません。したがって、ビタミンCが欠乏すると、コラーゲンができにくくなって、そのために血管がもろくなってしまい、最悪の場合、破れて出血し、壊血病を起こすのです。

ビタミンCも必要

したがって、日々の食事でゼラチンやタンパク質を十分にとって、さらにビタミンCもとるようにすることが大切なのです。そうすれば、血管をじょうぶにできるのです。また、こうしたことは、皮膚によいようです。

私の場合、毎日ゼラチンを食べるようになってから、顔やうでの肌がしっとりスベスベになりました。周囲の女性数人にもゼラチンをすすめて食べてもらったところ、肌が同じような状態になったといいます。

ちなみに、ビタミンCの1日所要量は、成人で100㎎です。ビタミンCを多く含む野菜や果物は次の通りです。（　）内は、100g当たりのビタミンCの量。

[野菜] かぶ・葉（82㎎）、からしな（64㎎）、カリフラワー（81㎎）、キャベツ（41㎎）、こまつな（39㎎）、かいわれだいこん（47㎎）、だいこん・葉（53㎎）、とうがらし（92㎎）、とうがん（39㎎）、ミニトマト（32㎎）、にがうり（76㎎）、葉ねぎ（31㎎）、パセリ（120㎎）、青ピーマン（76㎎）、赤ピーマン（170㎎）、黄ピーマン（150㎎）、ブロッコリー（120㎎）、ほうれんそう（35㎎）、芽キャベツ（160㎎）、モロヘイヤ（65㎎）、れんこん（48㎎）、わけぎ（37㎎）

なお、ほとんどの野菜にビタミンCは含まれています。ただし、加熱するとビタミンCが壊れてしまうので、サッとゆでるとよいでしょう。

[果物] いちご（62㎎）、いよかん（35㎎）、みかん（35㎎）、かき（70㎎）、キウイフルーツ（69㎎）、きんかん（49㎎）、なつみかん（38㎎）、はっさく（40㎎）、パパイア（50㎎）、ぽんかん（40㎎）、ゆず（150㎎）

ほとんどの果物にビタミンCは含まれています。輸入のレモンやオレンジ、グレープフルーツにもビタミンCが多く含まれていますが、毒性の強い防カビ剤がふつう使われているので、除外しました。

食事によって致命傷を防ぐ

人間の体調不良の最大の原因は、血行不良にあると考えられます。なぜなら、体のすべての臓器と組織は、血液によって運ばれてくる酸素と栄養によって機能しているからです。したがって、血行が悪くなって、酸素と栄養の供給が十分でなくなれば、臓器や組織の機能も低下し、体調不良に陥ると考えられます。

また、血行不良は致命傷ともなります。その典型は心筋梗塞と狭心症です。これらは、冠状動脈が動脈硬化を起こし、血液の流れがストップしてしまったり、悪くなったりして、心臓の機能が低下することによって起こります。さらに、脳梗塞も致命傷となります。これは、脳血管が詰まって、血液が流れなくなってしまい、その先の脳細胞が死んでしまうものです。

心筋梗塞や狭心症などの心臓病は、がんに次いで日本人の死亡原因の第2位です。また、脳梗塞などの脳血管疾患は、第3位です。心臓病と脳血管疾患を合わせると、年間死亡者の実に27・3％（２００７年）に達します。

したがって、心筋梗塞や狭心症、脳梗塞などを防ぐことができれば、かなりの人の命が救われることになるのです。その点でも、日々の食生活によって動脈硬化を防いで、さらに血管をじょうぶにし、血液の流れをよくすることが重要なのです。

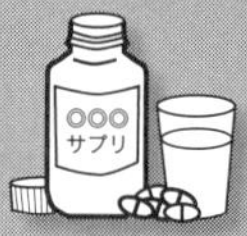

7

アガリクス製品が発がんを促進するという信じられない話

アガリクスに発がん促進作用

キノコのアガリクスは俗にがんを予防する効果があるといわれ、数多くの健康食品が売られています。ところが、２００６年2月、「アガリクスに発がん促進作用があることが動物実験で確認された」という衝撃的な発表を、厚生労働省が行ないました。アガリクスががんに効くと思って飲んでいた人は、さぞかしショックを受けたことと思います。

この発表後、キリンウェルフーズは、「キリン細胞壁破砕アガリクス顆粒」など4商品を販売中止とし、さらにそれらの製品の自主回収を始めました。厚生労働省が販売中止を要請したからです。ただし、その他のメーカーの製品に対しては、そうした要請が行なわれなかったため、販売中止も回収も行なわれませんでした。

アガリクスはカワラハリタケともいわれますが、これらは俗名で、正式名はヒメマツタケといいます。日本には１９６５年にブラジルから移入されて、栽培されるようになりました。ふつうキノコは枯れた木から生えることが多いのですが、アガリクスはそうではなく、地面から直接生えてきます。柄が長くて太く、独特の強い香りがします。ただし、栽培条件や産地、菌株によって、含有成分や特性が違ってきます。

アガリクスはいつの頃からか、「がんに効く」あるいは「免疫力を高める」と言われるようにな

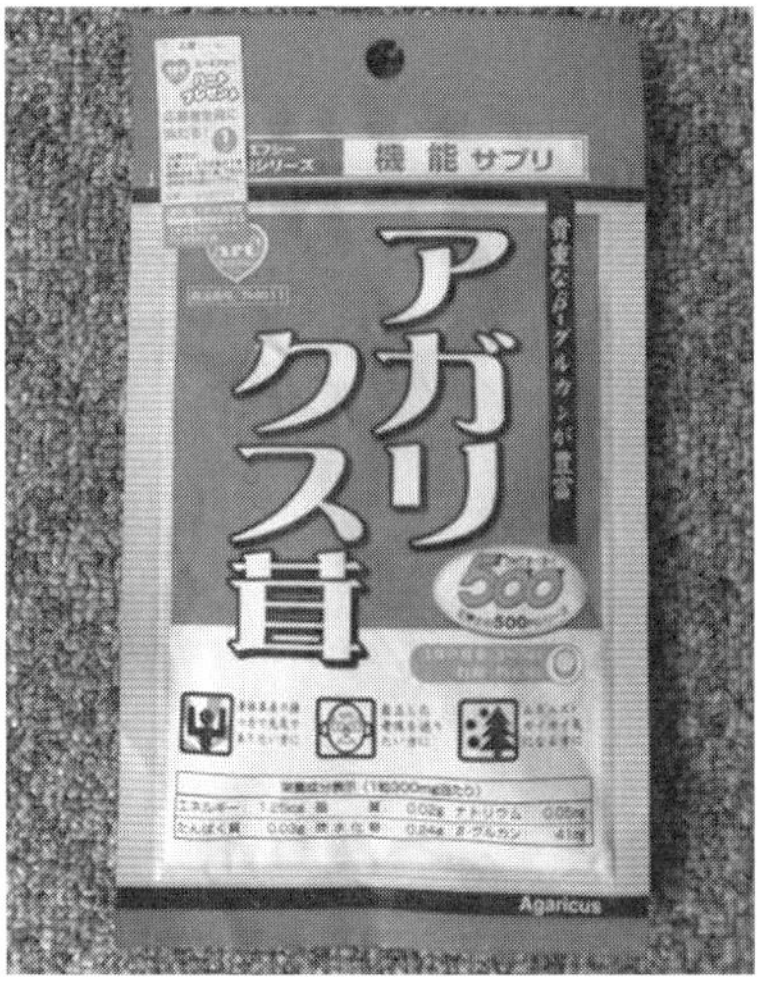

アガリクス茸（エーエフシー）

［原材料名］
酵母細胞壁、霊芝末、アガリクス茸末、アガリクス茸エキス末、ソルビトール、乳糖、結晶セルロース、ショ糖エステル

［栄養成分］（1粒300mgあたり）

エネルギー	1.25Kcal
たんぱく質	0.03g
脂質	0.02 g
炭水化物	0.24 g
ナトリウム	0.05mg
β－グルカン	41mg

り、健康食品として販売されるようになりました。キリンウェルフーズの製品のほか、エーエフシーの「アガリクス茸」など多くの製品が売り出されています。

肝障害を起こすアガリクス

しかし、もともとアガリクスは問題のあるキノコでした。というのも、肝障害を起こすのではないかという疑いがもたれていて、学術雑誌にも、肝障害や肺炎などとの関連を疑わせる例がいくつも報告されていたからです。キリンウェルフーズによると、「キリン細胞壁破砕アガリクス顆粒」の服用者1人が、肝機能障害で死亡したとの報告が２００３年11月に遺族からあったといいます。ただし、因果関係は不明とのこと。また、この死亡例のほかにも、「体調が悪くなった」などの相談が数多く寄せられていたといいます。

そこで、厚生労働省では、販売量の多い３製品（「キリン細胞壁破砕アガリクス顆粒」のほか、「仙生露顆粒ゴールド」（サンドリー）と「アガリクスＫ２ＡＢＰＣ細粒」（サンヘルス））をサンプルとして選んで、国立医薬品食品衛生研究所で、ネズミを使って安全性の確認実験を行ないました。

同研究所では、オスのラットに発がんイニシエーター（細胞の遺伝子に変異を起こして、がんのきっかけを作る物質）を投与した後、３製品をそれぞれえさに対して、０・５、１・５、５・０％の濃度で混ぜて食べさせました。

その結果、「キリン細胞壁破砕アガリクス顆粒」の場合、腎臓と甲状腺などに腫瘍性の病変の増加が認められました。そのため、発がんプロモーション（促進）作用があると判断したのです。なお、ほかの2製品では、こうした作用は認められませんでした。

そのため、厚生労働省が自主回収を要請したのは、キリンウェルフーズの製品だけで、ほかのメーカーの製品に対しては、回収を要請しませんでした。ちなみに、「キリン細胞壁破砕アガリクス顆粒」は、２００２年7月から発売され、それまでに5万６０００箱が出荷されたといいます。

厚生労働省の決断

おそらく厚生労働省の担当官は、この実験結果を発表すべきか、また、キリンウェルフーズに対して、製品の自主回収を要請すべきかどうか迷ったと思います。なぜなら、確認されたのが、発がん作用ではなく、発がん促進作用だったからです。実は発がん促進（プロモーション）作用を持つものは、自然界にもたくさんあるのです。

厚生労働省では、ホームページのQ＆Aで、「プロモーション作用を有するものとして、食塩等の食品も知られています」と書いています。もし、発がん促進作用のあるものをすべて禁止するとなると、食塩なども禁止しなければならなくなります。しかし、そんなことができるはずがありません。

それでも、製品の回収を要請したのは、藁にもすがりたい思いでこの製品を摂取しているがん患者が、摂取することでかえってがんを悪化させる可能性が否定できないと考えたからでしょう。つまり、高額を支払ってこの製品を手に入れた患者に対して、逆に希望を断つような可能性があったため、それを放ってはおけなかったのでしょう。

キリンウェルフーズでは、厚生労働省の要請にしたがって、この製品のほか、「キリン細胞壁破砕アガリクス（400粒）」「キリン細胞壁破砕アガリクス（700粒）」「純粋アガリクス」の関連商品の販売を中止するとともに回収を行ないました。

なお、4製品合計の売上高は年間約2億5000万円で、同社によると、ドラッグストアで販売されているアガリクス健康食品の約10％のシェアがあったといいます。

アガリクスの抗がん効果を示すデータはない

それにしても、なぜキリンウェルフーズの製品だけに発がん促進作用が認められたのでしょうか？　同社の製品には、中国産のアガリクスが100％使われていました。前にも書いたように、アガリクスは栽培条件や産地などによって、成分が違ってきます。したがって、中国で栽培された際に、何らかの原因で発がんを促進させる成分ができてしまったのかもしれません。

いずれにせよ、同社の製品が動物実験で発がん促進作用が認められたのは間違いないことであり、「がんを予防する」どころか、逆にがんを悪化させる可能性が認められたわけですから、販売中止を要請した判断は正しかったといえるでしょう。

そもそもアガリクスが、どうして「がんを予防する」といわれるようになったのかが、不思議です。というのも、そうした確かな証拠はないからです。国立健康・栄養研究所も、「俗に『抗がん効果がある』、『免疫力を高める』などといわれ、アガリクスと名のつく健康食品も数多くみられるが、ヒトでの有効性と安全性については信頼できるデータが見当たらない」と説明しています。

おそらくシイタケなどのキノコ類には、俗に「がんを予防する効果がある」といわれているので、それとの関係で、誰かが意図的にアガリクスもがんに効果があるという風評を広めたのかもしれません。そうした風評は、どんどん一人歩きし、また尾ひれがついて、いかにもがんの特効薬であるかのようなイメージが作られていったのかもしれません。そこに、多くの企業が目をつけて、効くかどうかわからないアガリクスをいかにも効きそうに見せかけて、消費者に売り込んだのでしょう。

アガリクスのほか、霊芝（マンネンタケ）やメシマコブなどのキノコが、「がんを予防する」「がんに効く」ということで売り出されていますが、これらについても、そうした効果を示す証拠はないのです。

がんを予防するには？

では、がんを予防するにはどうしたらいいのでしょうか？

今や、日本人の３人に１人ががんで死亡しているという紛れもない事実があります。もちろん死亡原因のトップです。男性の場合、２人に１人はがんを発症していると推定されています。高齢者になるにしたがって、がんで亡くなる人数はふえていきますが、実は割合的には70代や80代よりも、むしろ40代や50代の働き盛りのほうが、がんで死亡する人が多いのです。

図2は、２００１年の死亡者の原因別の割合を示したものです。悪性新生物＝がんは、ほとんどの年代で死因のトップであることがわかります。トップでないのは、男性が20～34歳、女性が20～24歳、85歳以上です。

とくに目立つのは、40代から70代でがん死は断トツに多いことです。テレビなどで、40代、50代の俳優や歌手などががんで亡くなったというニュースが流れますが、それは芸能界に限ったことではないのです。一般社会でも同様なのです。

がんは、細胞の遺伝子が正常な機能を果たさなくなり、その結果細胞が突然変異を起こして発生すると考えられています。

人間の各臓器や各組織はすべて細胞によってできています。そして、それらの細胞は、各臓器や各組織の働きを維持するために機能しています。

たとえば、胃を形成する細胞は、胃の働きを維持するためにそれぞれが独自の役割を持って、それを果たしているわけです。

ところが、がん細胞はそうした機能を果たさなくなってしまいます。それどころか、どんどん

図2　2001年死亡者の原因別割合

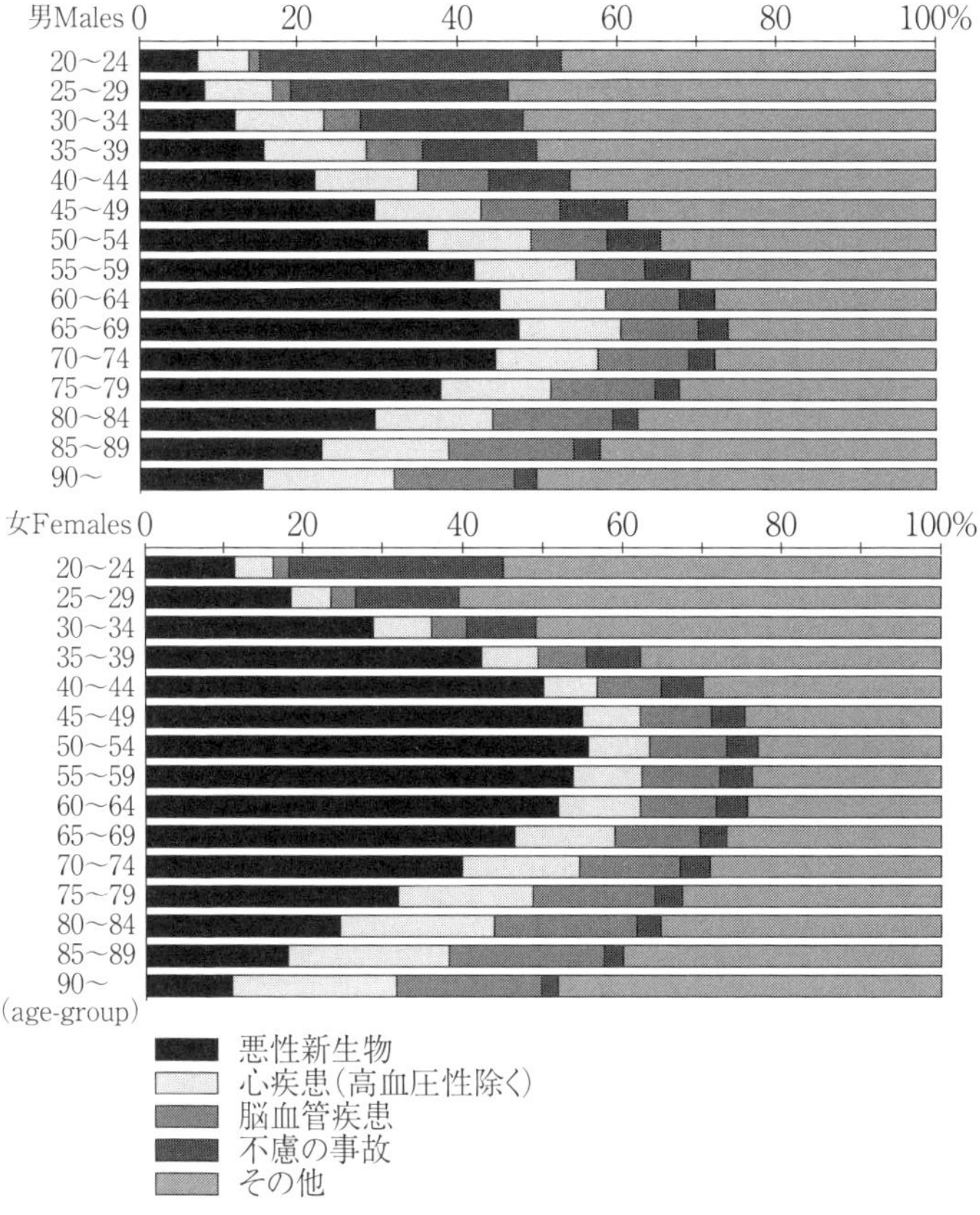

出典:『がんの統計'03』(財)がん研究振興財団発行より

増殖して臓器の働きを失わせてしまう、つまり、機能不全に陥らせてしまうのです。さらに、血流に乗ってほかの臓器に転移し、そこでまた増殖して、その臓器を機能不全に陥らせてしまいます。

もし、肺が機能不全を起こすと、呼吸ができなくなってしまいますから、生きていくのが困難になってしまうわけです。肝臓やすい臓も同じようなことです。

化学物質が細胞をがん化

なぜ、臓器や組織を構成している細胞が、そんな異常なものに変化してしまうのか？　その主な原因は、放射線、ウイルス、化学物質といわれています。それらが細胞の遺伝子に傷をつけたり、壊したり、あるいは変形させたりして、その結果、細胞が突然変異を起こして、がん細胞が発生すると考えられています。

中でも、化学物質の影響が大きいと考えられます。今や私たちの身の回りには、化学物質が溢れかえっています。食品添加物、農薬、合成洗剤、抗菌剤、殺菌剤、プラスチックなどなど。日常生活で使用されている化学物質は10万ともいわれています。

それらの中には、発がん性のあるものがあります。すなわち、動物実験でがんを発生させたり、あるいはベンゼンやアスベストのように人間にがんを発生させることがはっきりしているものもあります。

私たちは、こうした化学物質を毎日吸い込んだり、食べものと一緒に取り込んだりしているのですから、それらが長い間に細胞を突然変異させて、その結果がんが発生しても、不思議ではないように思います。

発がん性のある合成添加物を避ける

これらの化学物質の中でもっとも問題なのは、自然界に存在しない化学合成された食品添加物です。なぜなら、それらは体にとって異物であり、体内で分解されないものが多く、遺伝子を傷付けたり、変異させたりするものが多いからです。

実際これまでに動物実験で発がん性が確認された合成添加物がいくつもあります。それらは次の通りです。

- ＯＰＰ、ＯＰＰ－Ｎａ…輸入のレモンやグレープフルーツ、オレンジに防カビ剤として使われている。
- ＢＨＡ…にぼしや油脂などに酸化防止剤として使われている。
- 過酸化水素…かずのこに漂白剤として使われている。最終食品に残留しない処理をすることになっているが、完全に除去されているのかは不明。
- 赤色2号…業務用のかき氷シロップなどに使われている。

・**臭素酸カリウム**…山崎製パンの角型食パンに使われている。パンを焼成する過程で分解されるとされているが、すべてのパンで分解されているのかは不明。

このほか、輸入のレモンやグレープフルーツ、オレンジには防カビ剤のＴＢＺが使われていますが、これは動物実験で催奇形性（胎児に障害をもたらす毒性）が認められています。

また、動物実験で発がん性がはっきり認められてはいないけれど、発がん性の疑わしい合成添加物が数多くあります。それは次のようなものです。

サッカリンナトリウム（甘味料）、**アスパルテーム**（甘味料）、**ＢＨＴ**（酸化防止剤）、**赤色102号、赤色104号、赤色105号、赤色106号、赤色3号、赤色40号、黄色4号、黄色5号、青色1号、青色2号、緑色1号、二酸化チタン**（着色料）

さらに、発がん性物質に変化する添加物があります。それは、**亜硝酸ナトリウム**（発色剤）、**安**《あん》**息香酸**《そくこうさん》（保存料）、**安息香酸ナトリウム**（同）です。

以上の合成添加物は、体の細胞に作用して、それをがん化させる可能性があります。したがって、できるだけ摂取しないほうが無難です。なお、添加物について詳しく知りたい方は、拙著『ヤマザキパンはなぜカビないか』（緑風出版）を参照してください。

残留農薬は水で洗って落とす

食品添加物に次いで問題なのは、残留農薬です。現在、日本では５００品目程度の農薬（有効成分）が登録されていて、使用が認められていますが、それらの中には動物実験で発がん性が認められたものがたくさんあるのです。

しかし、食品添加物と違って、農薬はどんなものが使われているのか、また、食品に残留しているのかいないのかが表示されていません。したがって、残留していた場合、避けるのが難しいのです。

今はすべての農薬に対して残量基準が設定されていて、もし、農薬がその基準をオーバーして食品に残っていた場合、市販することはできなくなります。中国から輸入された冷凍野菜などが販売中止になったり、回収されるという騒ぎがよく起こっていますが、この基準を超えていたことが発覚したためです。

東京都では、毎年市販されている野菜や果物、加工食品について、農薬の残留検査を行なっていますが、基準を超えたものが見つかることはほとんどありません。ただし、基準を超えない範囲で、残留していることは珍しくありません。

発がん性のある農薬の場合、微量でも細胞の遺伝子に作用して、細胞をがん化させる可能性があるので、基準を超えていなくても心配な面があります。

その対策としては、まず野菜や果物を水やお湯で十分に洗うことです。これまでの実験で、水で十分に洗えば、農薬によっては100%近く洗い落とすことができることが分かっています。とくにほうれん草やハクサイなどの葉ものは、落ちやすいことが分かっています。逆にブドウやリンゴなどの果物は落ちにくいことが分かっています。

残留農薬の心配のない有機食品

しかし、それでも「心配だ！」という人もいるかもしれません。そんな人は、有機食品を食べるようにするしかないでしょう。有機食品とは、農薬や化学肥料を使わずに栽培された穀類、野菜、果物、およびそれらを原料として製造された加工食品です。

農林水産省は1999年にJAS法を改正して、有機栽培で育てたものであることを認証団体が認めたものしか、「有機」という表示ができないことになりました。したがって、現在「有機」と表示されている食品は、だいたいは信用できるといえます。

有機の野菜や果物は、次の条件を満たしたものです。

- 堆肥などによる土作りを行ない、種まきや植え付けをする以前の2年間以上、そして栽培期間中に原則として化学肥料と農薬は使用しない。ただし、多年生作物の場合は、同じく3年以上とする。
- 遺伝子組み換え作物の種子や苗は使用してはならない。

加工食品の条件は次の通りです。
- 化学的に合成された食品添加物や薬剤の使用は極力避ける。
- 原材料は、水と食塩を除いて、95％以上が有機農産物、有機畜産物、有機加工食品であること。
- 薬剤により汚染されないよう管理された工場で製造を行なう。
- 遺伝子組み換え技術を使用しない。

これらの条件を満たしていることが、認証団体によって認められれば、「有機」と堂々と表示できるわけです。有機食品の場合、農薬が残留していることはまずないと考えられます。ただし、通常の野菜や果物に比べて値段が高いので、常に購入するというのは難しいと思われます。

ほかにもがんを引き起こす化学物質はたくさんありますが、まずは食品添加物と残留農薬に注意して、発がん性物質をとらないようにすることで、がんの発生をある程度は予防できるのではないかと思います。

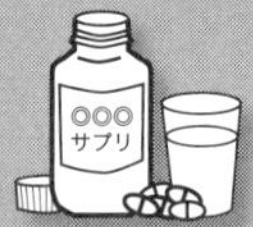

8

ブルーベリーに頼るよりも、眼球運動

目に効果があることを暗示

ブルーベリーのサプリメントがいろいろ出回っています。コンビニなどでよく見かけるのは、ＤＨＣの「ブルーベリーエキス」という商品です。

パッケージには、「1日2粒目安　アントシアニン36%含有ブルーベリーエキス１７０㎎　カロテノイド、ルテイン配合」と表示されています。つまり、１日目安量の２粒（６２０㎎）中にアントシアニンを36%含んだブルーベリーエキスを１７０㎎含んでいるということです。

さらに、パソコン画面を「じーっ」と見つめる女性のマンガが書かれ、「パソコンやテレビ画面に集中しがち」とあり、また、メガネをとって目に手をやり、疲れたような様子の男性のマンガに、「長時間車の運転をする」とあります。

つまり、パソコン画面を長時間見つめる仕事をする人や長時間車の運転をする人に、何かしらの効果があることを暗示しているのです。もちろん、「眼精疲労にいい」とか「目の疲れがとれる」などの直接的な表現はありません。そうした表現をすれば、薬事法違反ですぐさま摘発されるからです。

しかし、マンガと短い言葉で間接的にそれらを表現しているのは間違いありません。消費者は、

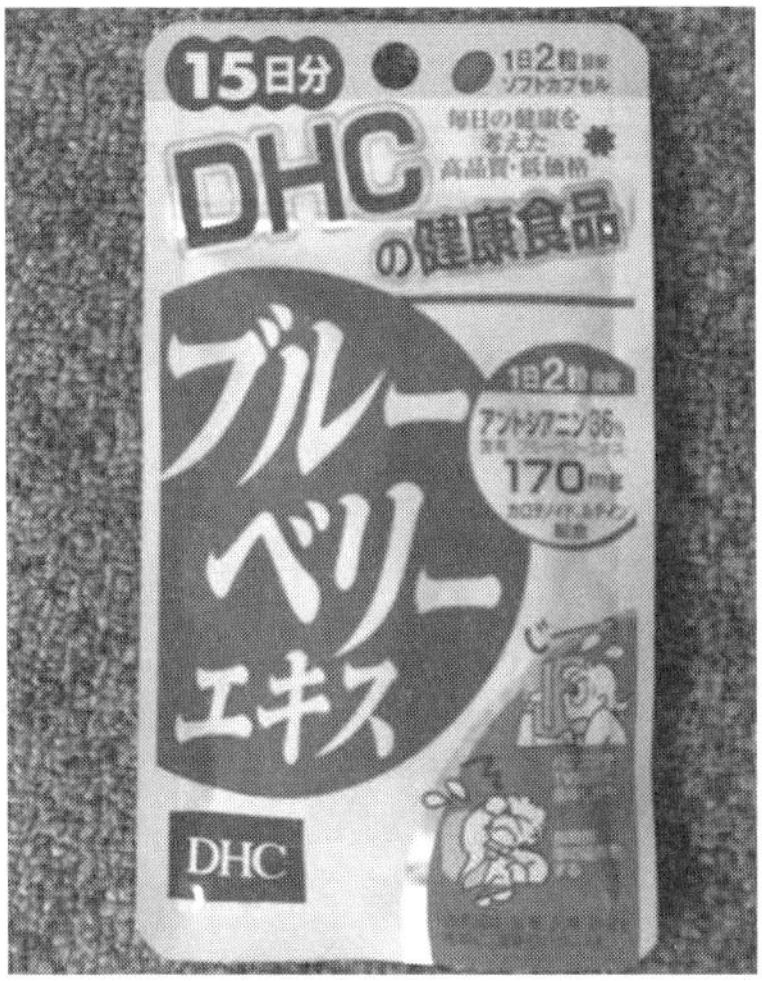

ブルーベリーエキス（DHC）

［原材料名］
ブルーベリーエキス末、シソの実油、ゼラチン、グリセリン、カロテノイド、マリーゴールド（ルテイン含有）、ミツロウ、ビタミンB_1、ビタミンB_6、ビタミンB_2、ビタミンB_{12}

［栄養成分］（1日2粒620mgあたり）
エネルギー　3.2Kcal／たんぱく質　0.25g
脂質　0.18g／炭水化物　0.16g
ナトリウム　0.65mg
総カロテノイド　2mg
ビタミンB_1　2mg／ビタミンB_2　0.4mg
ビタミンB_6　2mg／ビタミンB_{12}　40 μg
ブルーベリーエキス末（アントシアニン36%）　170mg
シソの実油　156mg（α－リノレン酸として85.8mg）
ルテイン（フリー体として）　0.6mg

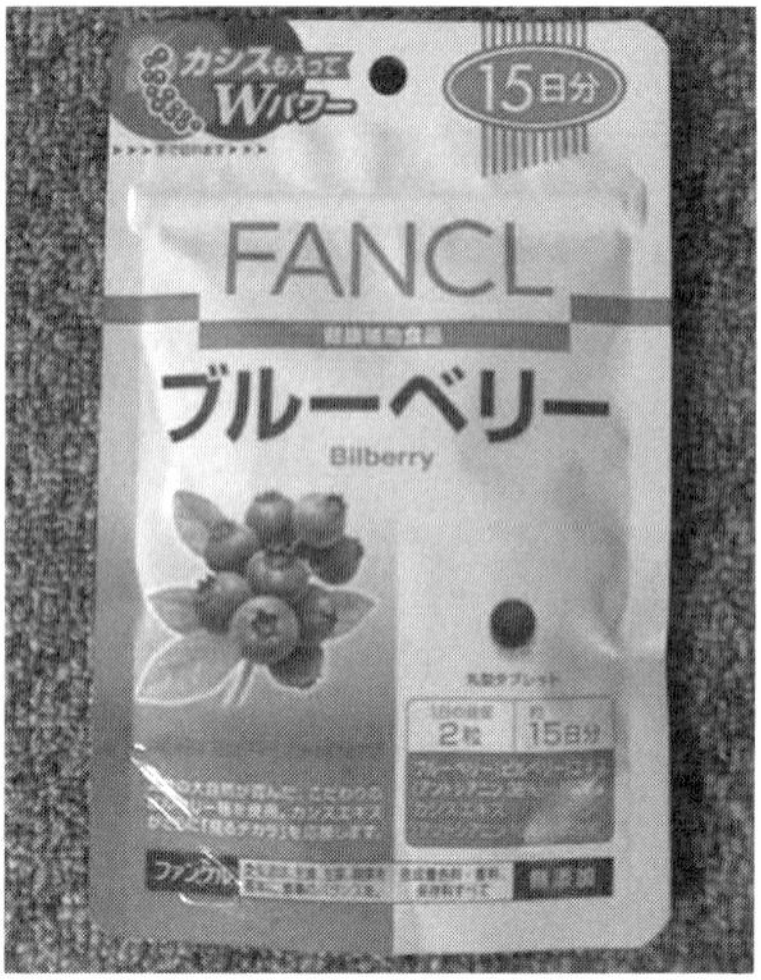

ブルーベリー（ファンケル）

［**原材料名**］
ビルベリーエキス、でんぷん、カシスエキス、セルロース、ショ糖エステル、シェラック

［**栄養成分**］（1日2粒504mgあたり）

エネルギー	1.5Kcal
たんぱく質	0.003g
脂質	0.01g
糖質	0.24g
食物繊維	0.23g
ナトリウム	0.03mg

ブルーベリー（ビルベリー）エキス（アントシアニン36％）　160mg
カシスエキス（アントシアニン10％）　20mg

それらの効果を期待して買うのです。そうでなかったら、おいしくもないサプリメントをわざわざ買うはずがありません。

各メーカーのブルーベリー商品

ＤＨＣの製品のほかにも、ファンケルの「ブルーベリー」、小林製薬の「ブルーベリー」、エーエフシーの「ブルーベリー」など数々の製品が売られています。それだけ目のことで悩んでいる人が多いということでしょう。

これらの製品にも、効果を暗示するようなことが書かれています。小林製薬の製品には、「車の運転やテレビ、パソコンをよく使われる方に」、エーエフシーの製品には、「ひとみの健康維持に」とあります。また、ファンケルの製品には、裏面に小さな文字で「パソコンやテレビ、読書など『見る』機会の多い方に」と書かれています。

これらで興味深いのは、小林製薬はいちおう薬品メーカーということもあってか、製品を栄養機能食品にしていることです。

栄養機能食品は、ビタミンやミネラルを補強した食品です。高齢化や食生活の乱れなどによっ

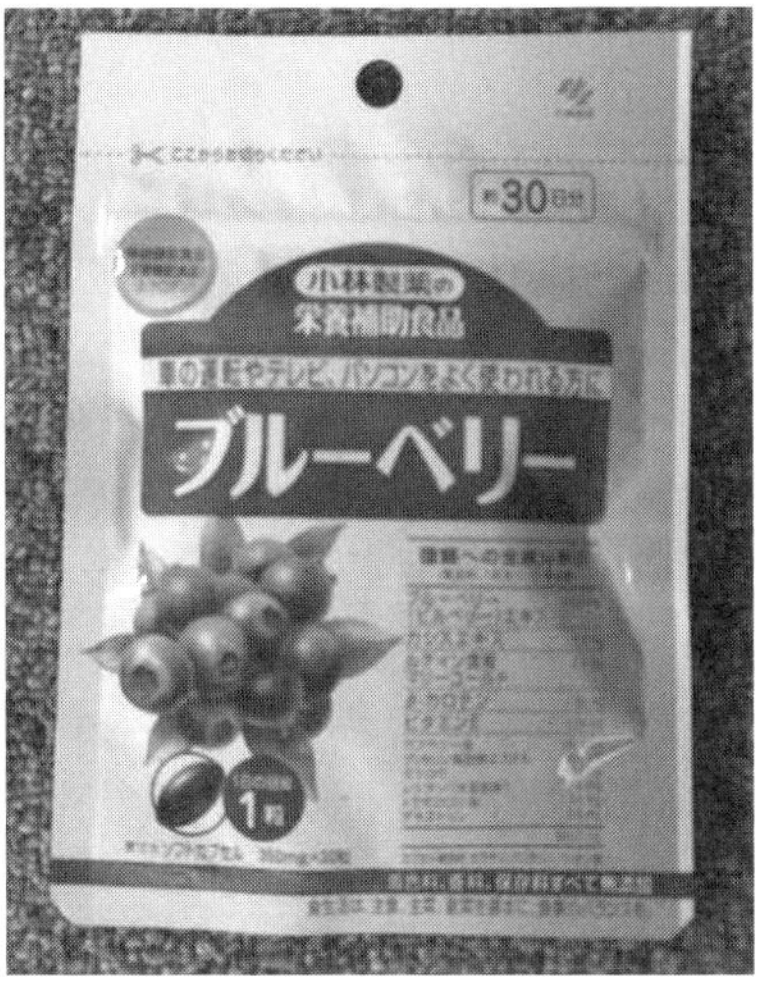

ブルーベリー（小林製薬）

［原材料名］
サフラワー油、ビルベリーエキス、ゼラチン、カシスエキス、トウモロコシ油、デキストリン、ビタミンE含有植物油、グリセリン、グリセリン脂肪酸エステル、ミツロウ、レシチン（大豆由来）、フィチン酸、マリーゴールド、β－カロテン、ビタミンE

［栄養成分］（1粒525mgあたり）

エネルギー	2.9Kcal
たんぱく質	0.14g
脂質	0.19g
糖質	0.15g
食物繊維	0.023g
ナトリウム	0.014～0.14mg
β－カロテン	1950μg
ビタミンE	0.15mg
ビルベリーエキス	140mg

て、現代人は栄養のバランスが悪くなっている人が少なくありません。そこで、不足しがちな栄養成分の補給を目的とした食品です。

食品の栄養成分の量が一定の基準を満たしている場合、「栄養機能食品」として、その栄養成分の機能（働き）を表示することができます。その際、特定保健用食品とは違って、厚生労働省から許可をもらう必要はありません。基準を満たしていることをメーカー自らが確認すれば、表示をすることができます。

基準があるのは、５つのミネラル（亜鉛、カルシウム、鉄、銅、マグネシウム）と12のビタミン（ナイアシン、パントテン酸、ビオチン、ビタミンA、ビタミンB_1、ビタミンB_2、ビタミンB_6、ビタミンB_{12}、ビタミンC、ビタミンD、ビタミンE、葉酸）です。

たとえば、製品の一日摂取目安量に亜鉛を「３㎎〜15㎎」含んでいる場合、「亜鉛は、味覚を正常に保つのに必要な栄養素です。亜鉛は、皮膚や粘膜の健康維持を助ける栄養素です。亜鉛は、たんぱく質・核酸の代謝に関与して、健康の推進に役立つ栄養素です」という表示をすることができます。

ビタミンCを同様に「35㎎〜１０００㎎」含んでいる場合は、「ビタミンCは、皮膚や粘膜の健康維持を助けるとともに、抗酸化作用を持つ栄養素です」という表示ができます。

ただし、どの栄養素の場合でも、「本品は、多量摂取により疾病が治癒したり、より健康が増進するものではありません」などの注意喚起表示をしなければなりません。

β－カロチンに認められた表示

小林製薬の「ブルーベリー」には、β－カロチン（β－カロテン）が1日摂取目安量である1粒の中に1950マイクログラム含まれています。β－カロチンは体内でビタミンAに変化するので、一定量含まれていると、栄養機能食品として、効果を表示することができるのです。

「β－カロテンは、夜間の視力の維持を助ける栄養素です。β－カロテンは、皮膚や粘膜の健康維持を助ける栄養素です」と、この製品には表示されています。これらは、厚生労働省が認めている表示内容です。ビタミンAが欠乏すると、夜盲症になってしまい、暗いところで視力が働かなくなってしまいます。そのため、ビタミンAに体内で変化するβ－カロチンを取ることによって、夜盲症を防ぐことができます。それで、このような表示が認められているのです。

また、ビタミンAが欠乏すると、全身の粘膜の乾燥角化を起こし、皮膚も乾燥角化を起こして、皮脂腺や汗腺が萎縮します。β－カロチンを取ることで、それを防ぐことができます。そのため、こうした表示が認められているのです。

この製品は、いちおう目に関するものなので、β－カロチンを加えることで、目に効果があることを印象づける狙いがあるのでしょう。

ただし、小林製薬の「ブルーベリー」には、β－カロチンが栄養機能食品として表示できる量が含まれていますが、他のブルーベリー製品には、そうしたものが一定量含まれているわけではありません。

ブルーベリーが目に効く証拠はない

ところで、前のブルーベリー製品には、「目の疲れがとれる」という効果が本当にあるのでしょうか？　残念ながら、今のところ、そうした証拠はないようです。

ブルーベリーにはいくつか品種があって、その中に、ヨーロッパ南部に生息するビルベリーという品種があり、その果実にはアントシアニンという紫の色素が多く含まれています。それが目の働きを高めるということで、俗に「眼精疲労や近眼によい」といわれているのです。

しかし、国立健康・栄養研究所の『「健康食品」の安全性・有効性情報』によると、「ビルベリーの果実はアントシアニン類を豊富に含むため、俗に『眼精疲労や近視によい』などといわれているものであるが、ヒトでの有効性については信頼できるデータが見当たらない。安全性については、通常食事に含まれる量の果実の摂取はおそらく安全と思われるが、治療目的や大量摂取での信頼できるデータは十分ではない。葉は経口で大量に摂取した場合、危険性が示唆されているため避けるべきである」ということです。

15人の視力のよい若年男性で行なった二重盲検試験によると、ビルベリーエキス160㎎を1日3回3週間摂取しても、夜間の視力やコントラスト感度は、プラセボ（偽薬）群と差がなかったといいます。

また、男性15名（25〜47歳）にビルベリー抽出物４８０㎎／日（アントシアノサイド25％含有）を21日間摂取させた試験で、夜間視力およびコントラスト感度に影響は認められなかったといいます。つまり、ブルーベリーに視力を回復させる効果はないということであり、それを含む製品も効果は期待できないということです。

老眼とは？

50歳を過ぎた人で、「どうも老眼で、字が見えにくい」という人が多いと思います。そこで、「ブルーベリーのサプリを飲んでみよう」ということで、前にあげたような製品を買っている人も少なくないと思います。しかし、前述のようにその効果はほとんど期待できないのです。

ふつう45歳を過ぎた頃から、老眼の兆候が現われ始めて、新聞や本の文字がぼやけたり、滲んで見えにくくなる傾向にあるようです。私の場合もそうでした。しかし、「50歳までは老眼鏡はかけないようにしよう」と思い、それを実行しました。

50歳を過ぎると、さすがに文字が滲んで見えにくくなることがあり、近くのメガネ店で老眼鏡を作ってもらいましたが、通常は老眼鏡をかけていません。それでも原稿を書いたり、新聞を読んだりは十分できます。ただし、小さな文字を見たり、原稿を校正したりするときは、老眼鏡をかけたり、虫メガネを使ったりしています。

なぜ、老眼になるのでしょうか？　目のレンズの役割をしている水晶体は、それを支える毛様体筋によって自動的にその厚みが調節されて、近くにあるものや遠くにあるものが、はっきり見えるようになっています。

ところが、年齢を重ねるとともに水晶体の弾力性が失われ、また、毛様体筋の力が低下していってしまいます。すると、水晶体の自動焦点機能が低下してしまいますので、ピントがあわなくなり、近くのものがぼやけて見えるようになってしまうのです。これが、いわゆる老眼です。

眼球運動で視力回復

したがって、水晶体の弾力性を取り戻し、毛様体筋の力をもとのようにしてあげれば、老眼をある程度改善できます。そのためには、目の運動が一番効果があるようです。

まず、ギュッと目をつぶって、さらに眼球を、上、下、左、右と動かします。それを何度もくり返すのです。眼球をグルグル回すのもよいと思います。これらによって、眼球を支えている眼筋がきたえられて、それにともなって毛様体筋をきたえることにもつながるようです。

この方法は、視力向上に関する本やテレビなどで紹介されたものですが、私も試したところ、確かにぼやけていた新聞や本の文字が、だいぶはっきり見えるようになりました。「どうも文字がぼやけて見えにくくなった」という方は、この方法を毎日くり返してみてください。おそらく文字が以前よりははっきり見えるようになると思います。お金もまったくかかりませんから、ぜひ一度ためしてみてください。

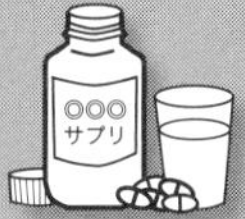

9

ウコンはかえって肝機能を低下させる⁉

「ウコンの力」の巧妙な表現

ウコンは、俗に「二日酔いを防ぐ」「肝機能を高める」などと言われていて、それらの効果を期待させるような製品がいろいろ売り出されています。

そんな中でも、人気が高いのがハウス食品の「ウコンの力」です。二日酔いや悪酔いを防ごうと、お酒を飲む前に飲んでいる人が多いようです。

しかし、こうした製品を飲んで、本当に二日酔いを防ぐことができるのでしょうか？　また、肝臓や腎臓などへの影響はないのでしょうか？「ウコンの力」の黄色いボトルには、次のように書かれています。

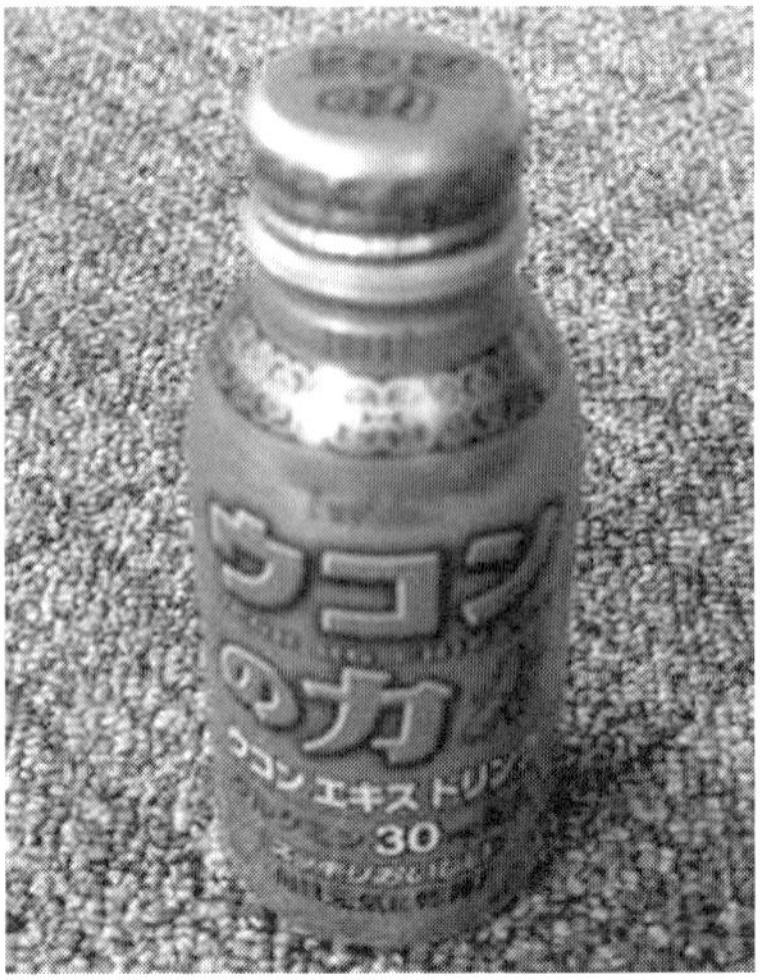

ウコンの力（ハウス食品）

［原材料名］
果糖ぶどう糖液糖、デキストリン、ウコンエキス、酸味料、増粘多糖類、イノシトール、ウコン色素、香料、環状オリゴ糖、ナイアシン、ビタミンC、甘味料（スクラロース、アセスルファムK、ソーマチン）、ビタミンE、ビタミンB_6

［栄養成分］（1本100mℓあたり）

エネルギー	28Kcal
たんぱく質	0g
脂質	0g
炭水化物	6.9g
ナトリウム	0mg
ビタミンB_6	0.7mg
ビタミンE	1.0mg

「秋ウコンの健康成分を濃縮したウコンエキスドリンクです。スッキリおいしく飲むことができ、1本でウコンの健康成分クルクミン30㎎と、ビタミンB_6、ビタミンEが摂取できます。生ウコン約10g分のウコンエキスを含有し、朝から夜まで忙しい方の元気と健康をサポートします」

さらに、大きな文字で「毎日元気に乾杯！」とも書かれています。これは、「お酒を毎日元気に乾杯できる」ということを表わしており、商品名の「ウコンの力」とともに、二日酔いや悪酔いを防ぐことができることを暗示しているといえるでしょう。

ウコンが肝臓に効く証拠はない

ウコンは、ショウガ科の多年草で、アキウコン、ムラサキウコン、ジャワウコンがありますが、日本で言われているところのウコンは、アキウコンのことです。ウコンの根茎は、ご存知のようにカレー粉に使われているほか、止血剤や香料などとしても使われています。

ウコンには、独特の黄色い色素のクルクミンが含まれていて、これが俗に肝臓の機能を高めるといわれています。そのため、ハウス食品では、「クルクミン30㎎配合」などと、クルクミンがたくさん入っていることを強調しているのです。

しかし、国立健康・栄養研究所では、クルクミンについて、「俗に『抗酸化作用がある』、『肝臓によい』、『発がん性を抑制する』などといわれているが、ヒトでの有効性・安全性については信頼できるデータが見当たらない」と解説しています。

つまり、クルクミンの効果はあくまで俗説であって、それを科学的に証明するようなデータは見当たらないということです。これでは、どんなにたくさんクルクミンを含んでいても、意味がないことになります。

また、アキウコンについては、次のように解説しています。

「俗に『肝機能を高める』といわれ、消化不良に対しては一部でヒトでの有効性が示唆されているが、信頼できるデータは十分ではない。ドイツのコミッションE（ドイツの薬用植物の評価委員

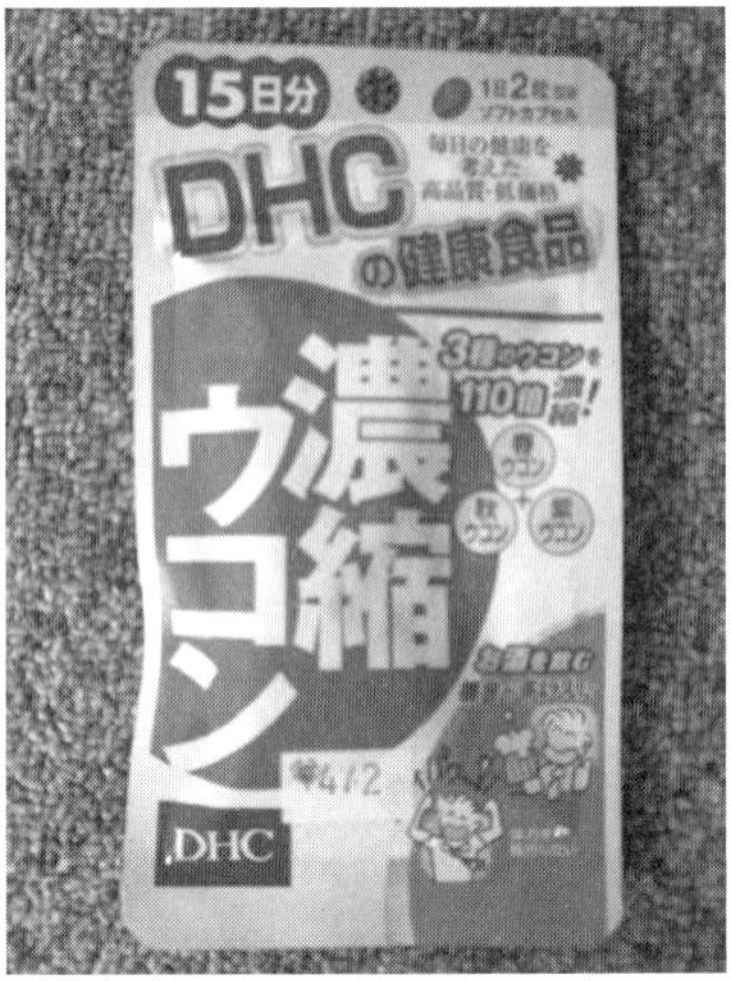

濃縮ウコン（DHC）

[**原材料名**]
オリーブ油、ウコン濃縮エキス、ゼラチン、グリセリン、ミツロウ、ビタミンE含有植物油
[**栄養成分**]（1粒345mgあたり）
エネルギー　2.9Kcal
たんぱく質　0.12g
脂質　0.15g
炭水化物　0.04g
ナトリウム　0.54mg
ウコン濃縮エキス　74mg（クルクミノイド15.5mg）

会）は、アキウコンの消化機能不全への使用を承認している」

つまり、消化不良に対しては、十分信頼できるとまではいえないものの、有効性を示すデータがあるということです。しかし、肝機能を高めるというデータは見当たらないということなのです。

結局、クルクミンもアキウコンも、俗に言われているような「肝臓機能を高める」という証拠はないということです。したがって、二日酔いなどに効果があるという証拠もないということになります。

にもかかわらず、「朝から夜まで忙しい方の元気と健康をサポート」「毎日元気に乾杯！」と表示して、その効果を暗示して売るというのは、詐欺的商法といえます。

なお、時々「ウコンの力」を飲んだ人から、「これを飲むと、二日酔いしないんだ」という声を聞くこともありますが、それは、プラセボ効果、つまり、効果があると思い込んで飲んでいるがゆえの錯覚かもしれません。ちなみに、私の知人は、「『ウコンの力』は効かない」と言っていました」。

かえって肝機能が低下

ウコンは、インドではカレーの原料として古くから使われていますし、日本でも、カレー粉の原料として使われています。したがって、長年にわたる人間の食の歴史によって、その安全性は確認されているといえます。しかし、健康食品としてウコンを大量に摂取することは、体によいどころか、かえって肝機能を低下させてしまうようです。

国立健康・栄養研究所では、「32歳女性が健康食品としてウコンの錠剤を10錠／日、約2ケ月服用したところ、著名な高脂血症と肝障害をきたした」「軽度肥満でよく飲酒する30代男性がウコンを大量に摂取していたところ、肝機能が低下して入院し、その後死亡した」と書いています。これでは、何のためにわざわざウコンを飲んでいるのか分かりません。

さらに、「過剰にまた長期間摂取すると、消化管障害あるいは消化管の不調が起きることがある」「57歳男性が健康食品としてウコンを2年間内服したところ、全身に痒みを伴う紅斑を認め、ウコンによる薬疹と診断された」「18歳以上の乾癬《かんせん》患者12名にクルクミン4・5g／日を12週間摂取させたところ、3名で症状が悪化したという報告がある」とのこと。

つまり、ウコンやクルクミンをたくさん摂ると、かえって肝機能障害を起こしたり、消化器の不調や痒みなどが発生するということです。ウコンには刺激的な成分が含まれているため、それが肝臓などに作用してしまうのでしょう。

ただし、「食物中に通常含まれる量であればおそらく安全であると思われる」ともあります。つまり、カレー粉などに含まれる程度のウコンの量であれば問題はないということです。

使用される添加物も問題

健康食品には、ウコンなどの主成分以外に添加物が使われていることが多くなっています。「ウコンの力」の場合、酸味料や増粘多糖類など多くの添加物が使われていますが、とくに問題なのは、合成甘味料のスクラロースとアセスルファムKです。

スクラロースは、1999年7月に使用が認められた新しい添加物です。ショ糖の三つの水酸基（−OH）を、塩素原子（Cℓ）で置き換えたもので、ショ糖の600倍の甘味を持つとされ、ダイエット甘味料として使われています。

スクラロースは有機塩素化合物の一種で、自然界には存在しない化学物質のため、分解されにく、人間が摂取した場合も、体内で代謝されないと考えられます。こうした化学物質は、食品として利用すべきではないと考えられます。

スクラロースを5％含むえさをラットに4週間食べさせた実験では、脾臓および胸腺のリンパ組織の萎縮が見られました。また、妊娠したウサギに対して、1日に体重1kg当たり0・7gのスクラロースを妊娠6～19日にかけて強制的に経口投与した実験では、下痢などの胃腸障害とそれにともなう体重減少が認められ、死亡例や流産が一部で観察されました。

アセスルファムKは、2000年に使用が認可され、ショ糖の約200倍の甘味があります。これも動物の体内でほとんど代謝されません。えさに0・3～3％混ぜてイヌに食べさせた実験では、リンパ球が減少し、肝臓障害の際に増えるGPTが増加しました。

これらの甘味料は自然界に全く存在しない人工的な化学物質であり、人間の体内でどんな影響をおよぼすか未知な面があります。したがって、できるだけ摂取しないほうが賢明です。

日本酒は純米を！

お酒を飲んで、悪酔いをしたり、次の日に二日酔いになるのは、お酒の質が原因している面があると考えられます。

たとえば、日本酒ですが、日本酒には「本醸造」「純米」「吟醸」「大吟醸」などの種類があります。

一般的なのは、本醸造です。これは、米と米麹から作った純米酒に醸造アルコールを加えたものです。ちなみに、「純米」は、醸造アルコールを加えない日本酒のことです。

醸造アルコールは、廃糖蜜や芋などを原料にして作られていて、値段が安いのです。したがって、醸造アルコールをたくさん加えれば、低コストの日本酒を作ることができます。

しかし、醸造アルコールは、米と米麹から作った純米酒とは成分的に違うようです。私の場合、純米を飲んだときはたくさん飲んでもそれほど悪酔いしませんし、次の日も体がスッキリしていて、気分もよいのですが、醸造アルコールの入った「本醸造」を飲んだときは、次の日、体に「異物」が入ったようで、とても辛いことがあります。とくにテレビで宣伝している大手メーカーの日本酒を飲んだときは、そんな状態になります。以前、新潟の有名な日本酒、および灘（兵庫県）の有名な日本酒を飲んでいる最中に、とても気分が悪くなって、それらを飲むのを止めたことがあります。

ちなみに、純米を飲んでいて、気分が悪くなったことは一度もありません。やはり、本醸造の場合、質の低い醸造アルコールが加えられていることがあるようで、それが体にとって負担となり、悪酔いしたり、二日酔いをしたりするようです。したがって、日本酒を飲むときは、純米をお勧めします。

なお、吟醸とは、お米を半分くらい削ってしまい、タンパク質をきれいに取り除き、雑味のない、すっきりとした味の日本酒にしたものです。大吟醸は、さらにお米を削ったものです。当然ながら、純米酒や本醸造に比べて、値段が高くなります。

避けたほうがよいビール飲料

最近、いろんなビールが出ていて、よくわけが分からなくなっていますが、安全性の不確かな添加物が使われている製品があるので注意しましょう。

現在、ビールの類いは、「スーパードライ」や「クラシックラガー」などのビール、「麒麟端麗」などの発泡酒、そして、「麦とホップ」「金麦」「のどごし〈生〉」などの第三のビールがあります。第三のビールは、ビールや発泡酒に比べて酒税が安く、1缶（350㎖）140円前後と低価格なので、売り上げをのばしています。

ちなみに、第三のビールとは、発泡酒に大麦や小麦から作った蒸留酒を混ぜたものです。ですから、ビールにウオッカを混ぜたような味がします。また、麦芽を使わずに、ホップや糖類、大豆たんぱくなどを発酵させてつくったものも、第三のビールといわれています。ホップが入っているので、ビールらしき味はします。

これらで問題なのは、糖質ゼロの商品です。たとえば、発泡酒の「キリンゼロ　糖質ゼロ」（麒麟麦酒）には、合成甘味料のアセスルファムKが使われています。糖質の代わりに使っているのでしょうが、アルコールと相乗的に肝臓に作用して悪影響をもたらす可能性があるので、こうした製品は避けたほうが無難です。

また、やはり発泡酒の「アサヒスタイルフリー糖質ゼロ」（アサヒビール）には、カラメル色素が添加されています。カラメル色素の中には、細胞の遺伝子を突然変異させるものがあるので、これも避けたほうが無難です。

第三のビールでも、合成甘味料やカラメル色素を使ったものは避けたほうがよいでしょう。なお、ビールにはこうした添加物は通常使われていません。

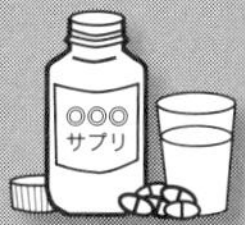

10

危険性の高いダイエットサプリ

ダイエットを巧妙に暗示

いわゆるダイエットサプリなるものがいろいろ売られています。これを摂れば、「痩せられます」「スリムになります」というものです。若い女性にとって、「スリムで美しい体」はなんとしても実現したいもののようで、様々なダイエットサプリがコンビニなどで売られることになるわけです。しかし、それらを摂ったからといって痩せられるかどうかはまったく分かりませんし、やせるどころか体に障害が起こる製品もあるので注意しなければなりません。

ＤＨＣの健康食品の一つに「メリロート」という製品があります。コンビニでも売られているので、手軽に手に入れることができます。ところが、これを摂ったことで、肝臓障害を起こしたという事例があるのです。

「メリロート」は、40粒入りの製品が598円です。1日摂取目安量は2粒なので、20日分です。パッケージの表には、「4大成分で水分すっきり!!」と大きく書かれています。「水分を体から出して痩せる」ということを暗示しているようです。

さらに、女性のマンガ入りで「スタイルをキメたい人のダイエット」「くつがきつくなる」とあります。マンガには、「びし！」「はいらなーい」という言葉が添えられています。

「スタイルをキメたい人のダイエット」は、明らかにダイエット効果があること、つまり、「これを飲めばやせられる」ということを表わしています。これは痩せるという効果を明示しているので、薬事法に違反する可能性が高いといえます。

「くつがきつくなる」は、足がむくんで靴が履きにくくなることを示しており、それに対して効果があることを暗示しており、やはり薬事法に違反する可能性があります。

さらに、パッケージの裏側には、「マメ科のハーブ、メリロートですっきり、自信のスタイルへ」と、女性の心理をくすぐるような巧みな表現が書かれています。これだけ書かれると、「試しに飲んでみよう！」と思ってしまう女性も多いことでしょう。

メリロートで肝臓障害

メリロートは正式名をセイヨウエバラハギといいます。ヨーロッパやアジアに生息しているマメ科の植物で、俗に「足のむくみをとる」といわれています。メリロートに含まれるクマリンという成分が、太ももの血管を広げて血液の流れを改善するからというのが、その理由です。ちなみに、クマリンは、医薬品の成分としても使われています。

しかし、薬と毒は紙一重のことわざどおり、メリロートを原料とした健康食品を食べて、健康被害にあったという例がいくつもあり、苦情が国民生活センターなどに寄せられているのです。

２００３年には、ＤＨＣの「メリロート」を食べた女性２人が肝機能障害を起こして、入院するというケースが発生しました。厚生労働省は、12月にその事例を公表しましたが、おそらく表

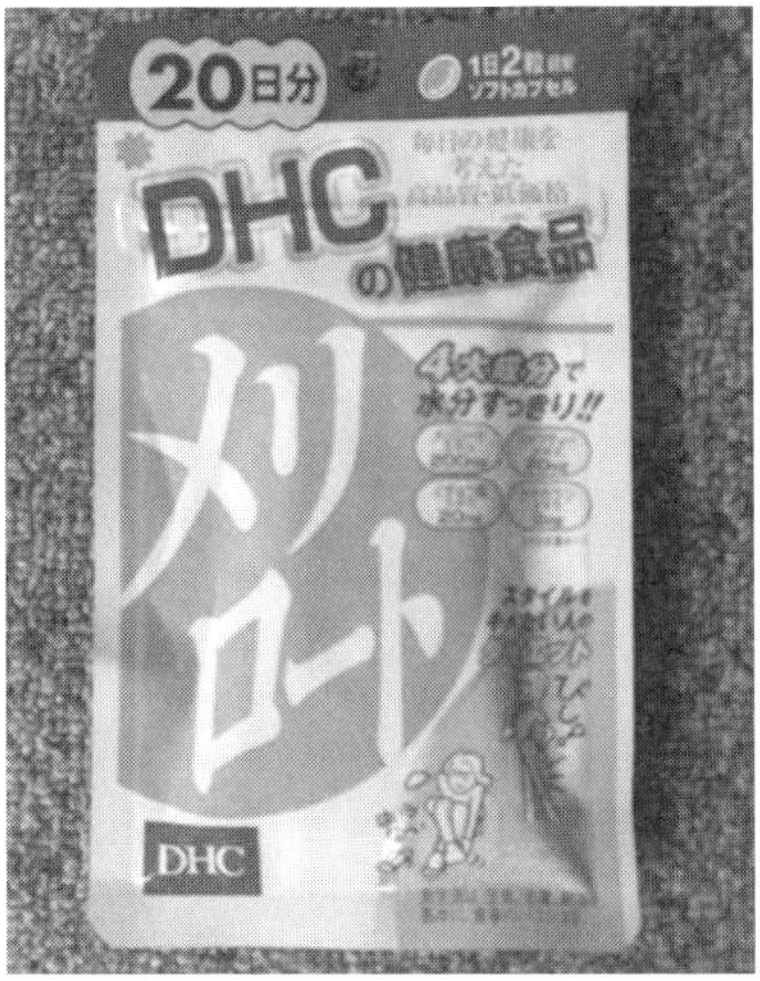

メリロート（DHC）

［**原材料名**］
オリーブ油、メリロートエキス末、ジャワティーエキス末、イチョウ葉エキス末、ゼラチン、グリセリン、ミツロウ、グリセリン脂肪酸エステル、トウガラシエキス

［**栄養成分**］（1日2粒910mgあたり）
エネルギー　5.3Kcal
たんぱく質　0.27g
脂質　0.39g
炭水化物　0.17g
ナトリウム　0.95mg
メリロートエキス末（クマリン5%）　200mg
ジャワティーエキス末　20mg
イチョウ葉エキス末（フラボノイド24%、
テルペンラクトン類6%）　20mg
トウガラシエキス　2mg

に出ていない被害例はほかにもあるものと思われます。

こうした事態を重く見て、国民生活センターでは、メリロートを原料とした市販の11製品について、成分分析を行ないました。その結果、３製品から医薬品の最大服用量を超えるクマリンが検出されたのです。

これは、各製品の１日摂取目安量に含まれるクマリンを調べたものです。これでは、肝臓などへの副作用が現われてもおかしくありません。

その３製品とは、ロート製薬の「セラシーン」、小林製薬の「メリロート」、そして、ＤＨＣの「メリロート」でした。とくにＤＨＣの製品には、医薬品の最大服用量の２・３倍のクマリンが含まれていました。おそらく前の肝機能障害を起こした２人の女性は、大量のクマリンが肝臓に悪い影響をもたらしたのでしょう。

ＤＨＣだけが売り続ける

この分析結果が発表されたのは、２００４年６月のことです。この時点で、ロート製薬と小林製薬の製品は、すでに製造中止になっていました。おそらく厚生労働省が被害例を発表したことで、二つの会社は販売し続けるのは、「会社にとってデメリット」と判断して、中止したのでしょう。

これらの会社は製薬企業であり、メインの商品は医薬品です。医薬品は、厚生労働省が承認しなければ販売することができません。厚生労働省が正式に被害例を発表したにもかかわらず、メリロートの製品を売り続ければ、同省との関係が悪化する心配があります。そうなれば、医薬品の販売に支障が出る可能性があります。いわば付録商品である健康食品で、そのようなトラブルを起こしたくはなかったのでしょう。

ところが、ＤＨＣだけは「メリロート」をその後も売り続けて、今もコンビニなどで売っています。ＤＨＣは製薬企業ではないので、厚生労働省との関係が希薄です。多少にらまれても、それほどダメージにはならないのです。したがって、儲かる商品の販売を中止したくはなかったのでしょう。

メリロートの様々な害

メリロートを大量に摂取すると、害が出ることは医学界ではよく知られているようです。国立健康・栄養研究所のデータベースには、次のような解説があります。

「経口で大量に摂取する場合、一時的な肝臓障害を起こす可能性があるため危険性が示唆されている」

「25歳の女性がメリロート、ブルーベリーエキス製品を約4ヶ月摂取し、メリロートの含有成分クマリンが原因と疑われる肝臓障害をおこしたという報告がある」

「授乳中の使用の安全性については十分な情報が無いため、避けるべきである」

「メリロートの摂取でまれに頭痛を起こすことがある」

やはりメリロートは、肝臓に障害をもたらす可能性が高いということです。また、人によっては頭痛を起こすこともあるようです。

一方、メリロートの効果については、次のように解説しています。

「メリロートは経口摂取で慢性的な静脈機能不全（脚の痛みと重苦しさ、夜中の脚の痙攣、かゆみと腫れ、血栓性静脈炎の補助的治療、リンパの停滞、血栓症後症候群、痔核）に対し、有効性が示唆されている」

これらの効果はメリロートに含まれるクマリンの働きと考えられ、だからこそクマリンは医薬品の成分として使われているのでしょう。

しかし、これらはクマリンが脚の血管を広げることで血行がよくなり、その結果としてあらわれる効果であって、足のむくみとはあまり関係ないように思われます。また、ダイエットともほとんど関係ないでしょう。つまり、ＤＨＣの「メリロート」が暗示している効果とは、ほとんど関係ないということです。

結局、メリロートは、ダイエット効果の証拠はなく、足のむくみをなくすという証拠も定かではなく、一方で、大量に摂取すれば、肝機能障害を起こすことははっきりしているわけです。ＤＨＣの「メリロート」の場合、一日摂取目安量を飲んだことで、前の二人の女性のような被害例が明らかになっているわけです。これでも、あなたはわざわざお金を払って、メリロートの製品を買いますか？

精巣にダメージをあたえるガルシニア

ダイエットサプリには、ほかにガルシニアを含む製品があります。ファンケルの「パーフェクトスリムα」、ＤＨＣの「ガルシニアエキス」などがそうです。

ガルシニアは、インドやスリランカ、タイなどに自生する植物で、その果実にはヒドロキシクエン酸が多く含まれ、体脂肪の燃焼、糖質の脂肪への変化の抑制、食欲の抑制などの作用があるといわれています。そのため、ダイエットサプリの成分として使われているのです。

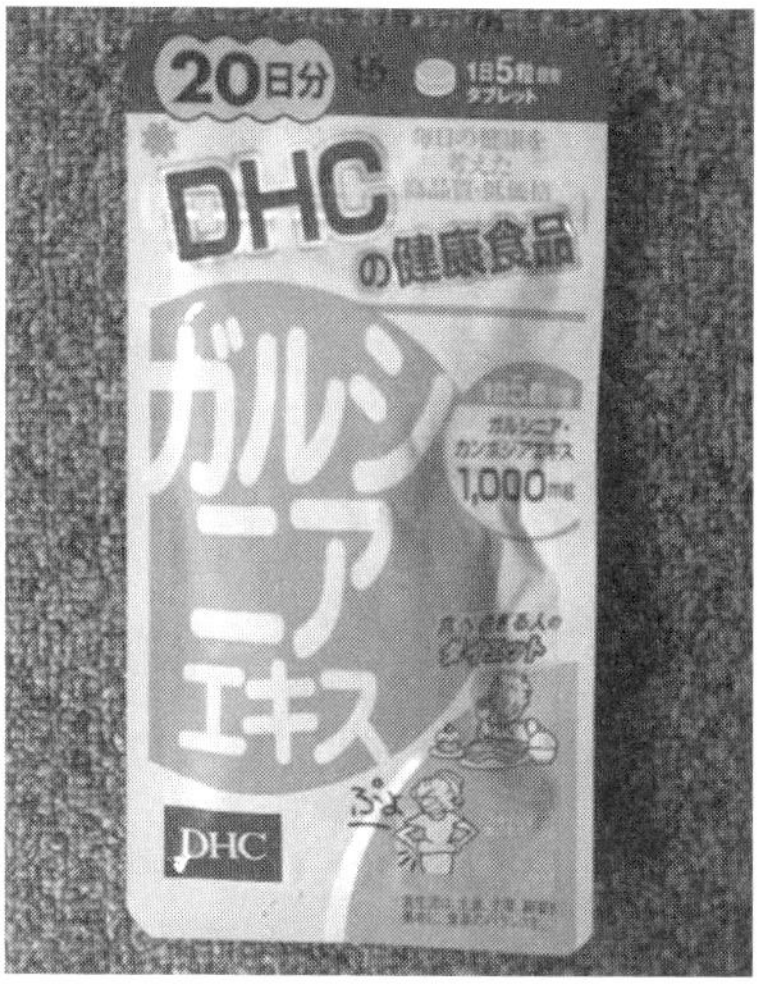

ガルシニアエキス（DHC）

［原材料名］
ガルシニア・カンボジアエキス末、還元麦芽糖水飴、部分α化澱粉、デキストリン、グリセリン脂肪酸エステル、リン酸Ca、糊料（メチルセルロース）、V.B6、V.B1、V.B2、トウガラシエキス

［栄養成分］（1日5粒1500mgあたり）

エネルギー	4.3Kcal
たんぱく質	0.03g
脂質	0.08g
炭水化物	0.86g
ナトリウム	2.60mg
ビタミンB1	1.2mg
ビタミンB2	1.2mg
ビタミンB6	1.5mg

ガルシニア・カンボジアエキス末　1000mg
（ヒドロキシクエン酸として600mg）
トウガラシエキス　1mg

「パーフェクトスリムα」のパッケージには、手足の長いスラッとした女性のシルエットが描かれ、「黄金のメカニズム&パワーアップ成分！」と書かれています。とくにダイエット効果を暗示する言葉は書かれていませんが、この製品名とパッケージの図柄だけで、誰だって「ダイエット効果があるんだな」と思うことでしょう。

ここら辺は、実に巧みですね。製品名というのは、規制の対象になりにくいのです。また、暗示的な表現もありませんので、取り締まるのはひじょうにむつかしいのです。ある意味ではDHCよりも巧妙といえます

しかし、ガルシニアには問題があるのです。男性の精巣にダメージをあたえる可能性があるのです。国立医薬品食品衛生研究所が、ラットに対してガルシニア抽出物の長期毒性実験を行なったところ、精子を育てる精細管がダメージを受けて、精子が作られなくなることが認められたのです。

そこで、厚生労働省では、2002年3月、「ガルシニア抽出物を継続的に摂取する健康食品に関する情報提供について」と題して、関係業界に対して、過剰摂取を控えることを表示すること、および摂取目安量の上限値（ヒドロキシクエン酸に換算して1日1人当たり1・5g）を超えている場合は摂取目安量を減らすことを通知したのです。

国立健康・栄養研究所では、ガルシニアについて、「『俗にダイエットに効果がある』といわれている。しかし、減量には効果がないことが示唆され、ヒトでの有効性については信頼できるデ

ータが充分ではない」と述べています。

　こんなダイエットサプリをわざわざお金を出して買って飲んでみても、まったく意味はないのです。

ギムネマの危険性

　もう一つ、ダイエットサプリとしてよく使われているものに、ギムネマ（ギムネマシルベスタ）があります。

　ギムネマは、インドやインドネシアに生息するガガイモ科の植物で、その葉を口に含むと、しばらくの間、甘味を感じなくなります。葉に含まれるギムネマ酸が舌の味覚細胞に糖分が結びつくのを妨げるからです。

　また、ギムネマは、糖分の吸収を抑える作用もあるため、糖尿病の治療薬としても使われてきました。この働きが注目されて、ダイエットサプリの成分として使われるようになったのです。

　しかし、ギムネマは、低血糖を起こす心配があるのです。なぜなら、ブドウ糖の吸収を抑えるため、血液中のブドウ糖が低下してしまうからです。とくに糖尿病などの治療に血糖降下剤を服用している人の場合、低血糖になりやすいので注意しなければなりません。

　国立健康・栄養研究所では、次のように解説しています。

「ギムネマの安全性については十分な情報が得られていない」「健常成人13名に0・5gのギム

ネマ・シルベスタを経口投与したところ、投与60分までは甘味麻痺作用が生じたが、12名が胃部不快感・吐き気などの副作用を訴え、次回の服用を拒んだという報告がある」「妊娠中および授乳中の使用の安全性については十分な情報がないため、避けるべきである」

以上の内容から、ギムネマが安全なものではないことが分かります。こうしたものは摂取しないほうが賢明です。

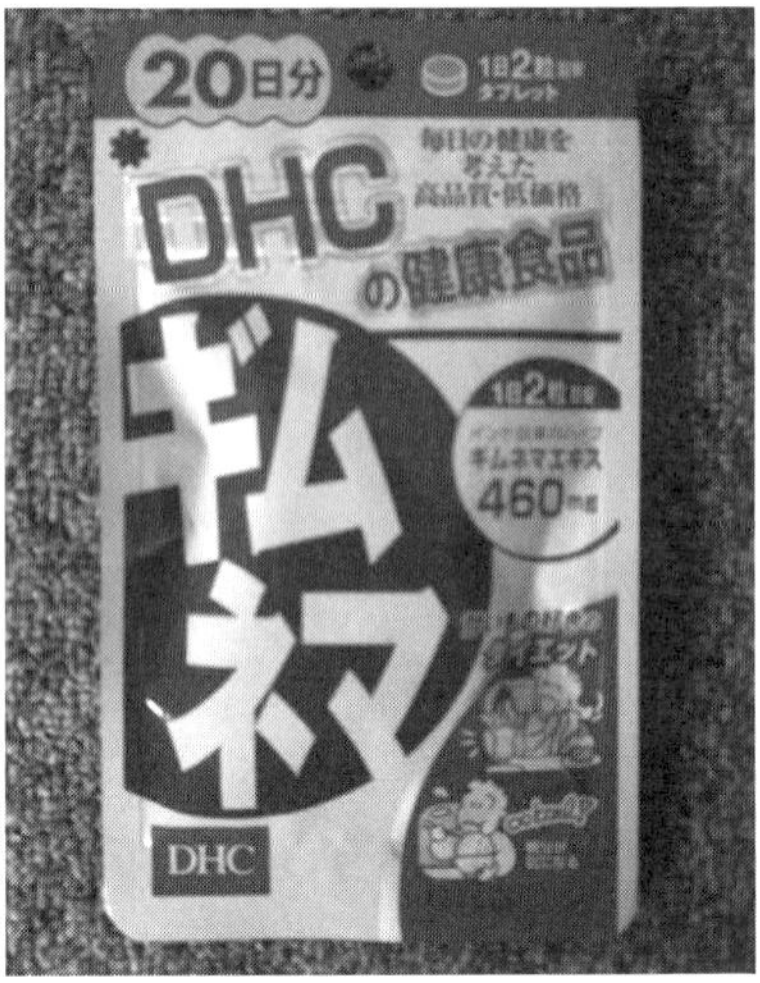

ギムネマ（DHC）

[原材料名]
ギムネマエキス末、デキストリン、結晶セルロース、グリセリン脂肪酸エステル、ペパーミント香料、甘味料（ステビア）、セラック、二酸化ケイ素

[栄養成分]（1日2粒700mgあたり）

エネルギー	2.7Kcal
たんぱく質	0.01g
脂質	0.02g
炭水化物	0.63g
ナトリウム	0.92mg

ギムネマエキス末（総ギムネマ酸9%）460mg

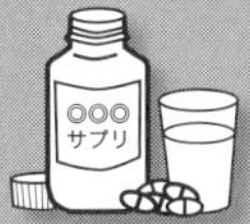

11

リラックスサプリより、紅茶やハーブティーを

偶然見つけた「快眠美人」

現代人は常にストレスにさらされている――とはよく言われることです。そこで、リラックスを求めたいという人が多いわけですが、そんな心理に巧みにつけこむようなサプリが出回っています。よく見かけるのが、セイヨウオトギリソウ、別名セントジョーンズワートを原料にしたサプリです。

DHCの「セントジョーンズワート」には、マンガ入りで「落ち込みやすい」「いやしのハーブでハツラツ！」などと書かれています。しかし、セントジョーンズワートには、いろいろと問題があるのです。

私がセントジョーンズワートのことを知ったのは、2003年暮れのことでした。プライベートで島根県の松江市を訪れた際、松江駅構内のコンビニで、たまたま「快眠美人」（常盤薬品）というドリンクを見つけました。「おもしろいネーミングだなぁ」と思い、その商品を手にとってみると、おかしなことが表示されていました。

「睡眠＆コラーゲン美肌」とボトルのラベルには書かれていました。これは、「睡眠を誘い」「コラーゲンで肌を美しくする」ということを言っているのは明らかです。常盤薬品のお客様相談室に問い合わせると、次のような答えが返ってきました。

「セントジョーンズワートは、気分をリラックスさせる作用があり、体質によっては眠くなる人もいるかと思います。カノコ草も似たような作用があります。またコラーゲンは、肌に弾力をあたえることが分かっています」

しかし、「睡眠」という言葉は、睡眠薬と同様に「睡眠を引き起こす」という効果を示していることになり、これは、薬事法に違反する可能性があります。

薬事法に違反していた

そこで、厚生労働省監視指導・麻薬対策課に問い合わせると、担当官は、「この『睡眠』という表示は、睡眠効果を暗示しており、不適切であり、改善するように指導する」ときっぱり言いました。

また、同社のホームページには、「気持ちを落ち着かせるために」と書かれていましたが、これについて、その担当官は、「この表現は鎮静作用そのものを表しており、明らかに薬事法に違反している」と言いました。

その後、厚生労働省から、常盤薬品の本社のある大阪府に連絡が行き、府の担当官が同社に問題点を指摘したため、結局「快眠美人」の販売は中止されました。

そもそもセントジョーンズワートには、ある種の医薬品の効果を弱めてしまうという問題があるため、厚生労働省では、安易に摂取することを対して、注意を呼びかけていたのです。

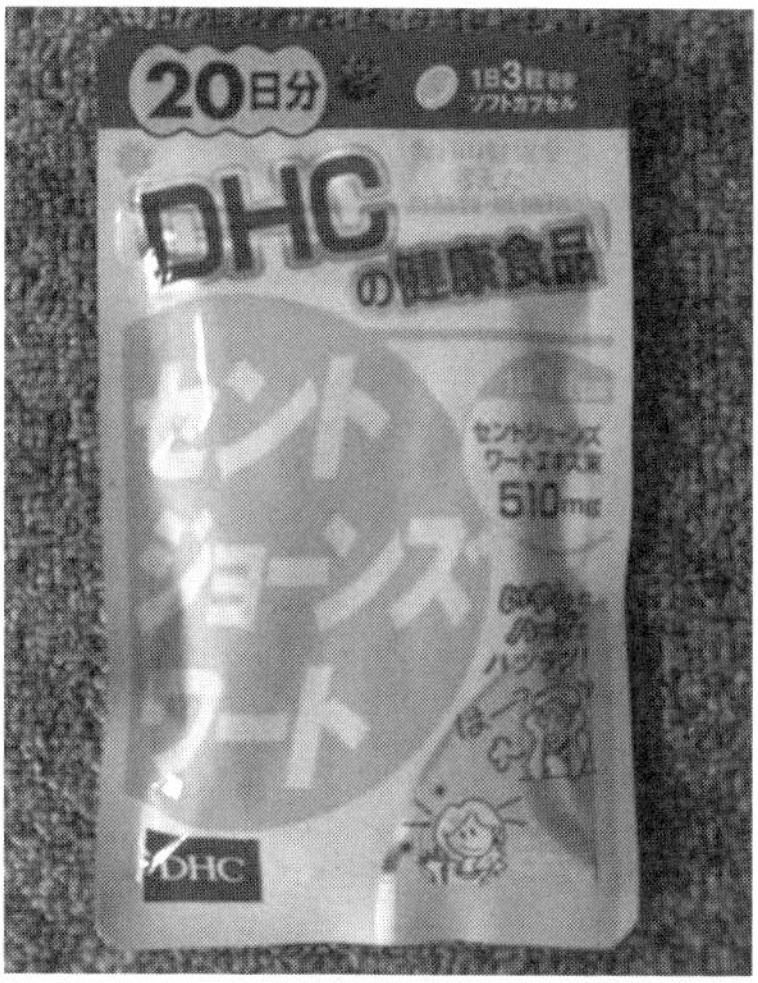

セントジョーンズワート（DHC）

［原材料名］
セントジョーンズワートエキス末、月見草油、ゼラチン、グリセリン、レシチン（大豆由来、遺伝子組換えでない）、ミツロウ、カラメル色素

［栄養成分］（1粒495mgあたり）

エネルギー	2.7Kcal
たんぱく質	0.13g
脂質	0.18g
炭水化物	0.15g
ナトリウム	0.56mg

セントジョーンズワートエキス末　170mg（ヒペリシンとして0.51mg、ヒペルフォリンとして5.1mg）

セントジョーンズワートは、ヨーロッパやアジア、北アフリカに生息する直立性の多年草で、古くから切り傷や火傷などの薬草として使われてきました。また、軽いうつに対して効果があるとされ、ドイツのコミッションE（薬用植物の評価委員会）は、うつ状態に対する使用を承認しています。

うつはいうまでもなく精神的な症状です。それに対して効果があるということは、精神に何らかの作用をして、よい状態にするということです。それが転じて、「リラックス効果がある」などといわれるようになり、健康食品として売られることになったようです。

セント・ジョーンズ・ワートの害

しかし、旧厚生省では、2000年5月、「セント・ジョーンズ・ワート（セイヨウオトギリソウ）と医薬品の相互作用について」と題して、医師や薬剤師に対して、セントジョーンズワートが、抗ＨＩＶ薬、強心薬、免疫抑制薬、経口避妊薬（ピル）などの医薬品の効果を低下させてしまう、という注意を呼びかける通知を出しているのです。

さらに、これらの医薬品を服用する患者に対しては、セントジョーンズワートを食べさせないようにすることを指導しています。

また、例示した医薬品以外についても、効果を減少させる可能性があることから、「医薬品を服用する際には、セント・ジョーンズ・ワート含有食品を摂取しないことが望ましい」としています。

しかし、こうした事実をいったいどれだけの人が知っているでしょうか？　おそらく「リラックスできるなら」「落ち込んだ気分がよくなるなら」と思って、安易に飲んでいる人がほとんどではないでしょうか？

そもそもこうした危険な要素を持っている成分を健康食品やドリンクに使うということ自体が問題といえます。各メーカーには、セントジョーンズワートの使用は止めてもらいたいと思います。

紅茶とハーブティーでリラックス

気分をリラックスさせたいという人は、紅茶かハーブティーを入れて飲んでみてはいかがでしょうか？　私は、食事の後や仕事の合間に紅茶やハーブティーをよく飲みますが、けっこうリラックスできます。

紅茶の場合、そのまま飲んでもよいですし、きび砂糖を入れると、まろやかな自然な甘みになっていっそうリラックスでき、さらに糖分が体や脳にいくためか、元気がでてきます。ショウガを擦って入れると、ショウガ紅茶となり、体がとてもあたたまって、これも元気がでてきます。また、時にはゼラチンを補給するために、紅茶に溶かして飲んだりもします。

ハーブティーは、ペパーミント、カモミール、ローズマリー、ローズヒップ、タイム、ジャスミンなどいろいろありますが、どれを飲んでも、ある程度リラックスできると思います。それぞれ独特の香りと味わいがあっておいしいものです。ただし、砂糖を入れて飲むことはできません。それから、紅茶と違って、食べ物には合わないと思います。

効果があるかどうかわからない、おいしくもない、しかも安全性が不確かなサプリメントを飲むよりも、こうした紅茶やハーブティーをおいしく飲んでリラックスしたほうが、よほどよいと思うのですが、いかかでしょうか。

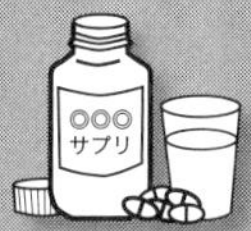

12

高価なローヤルゼリーとプロポリスに効き目なし

高価な健康食品

ローヤルゼリーは、食べものの王様などといわれています。女王蜂の栄養源となるからでしょう。ローヤルゼリーの健康食品は昔からいろいろ出回っていて、今も多くの製品が出回っています。手軽なサプリメントというよりは、高級な健康食品という感じで売られていることが多いようです。

山田養蜂場の「ローヤルゼリー　王乳の華」は、１００粒で１０８００円もします。１日目安量が３粒ですから、およそ一ヶ月分ということになります。これで、何も効果がなかったら、まさしく詐欺ですね。しかし、食品は医薬品と違いますから、本来効能・効果のあるものではないのです。

「王乳の華」には、１日目安量の３粒にローヤルゼリーが３６００mg含まれているといいます。このほか、大豆イソフラボンが10mg、カルシウムが１３６mg。

ローヤルゼリーは、働きバチから分泌されるミルク状の物質で、生後まもないハチの幼虫のえさとなり、また、女王バチになる幼虫にとっては、ずっと成長のためのえさとなります。女王バチは一生卵を産み続けますが、そのエネルギーの源となっているのがローヤルゼリーということで、注目されたのでしょう。

ローヤルゼリーの成分で最も多いのは水分で60～70％。そのほか、タンパク質が12～15％、糖分が10～16％、脂質が３～６％で、ほかにビタミン、ミネラル、アミノ酸などが含まれています。また、ヒドロキシデセン酸という独特の成分が含まれていて、これが抗菌作用や皮脂分泌抑制作用があるといわれています。

大豆イソフラボンは、大豆の胚芽部分に含まれる苦み成分で、ポリフェノールの一種です。化学構造が女性ホルモンに似ているため、俗に「若々しさを保つ」「骨粗しょうを防ぐ」といわれています。しかし、女性ホルモンのとりすぎは、がんを促進させる可能性があり、諸外国では、女性や乳幼児への大豆イソフラボンの摂取は厳しく制限されています。日本人の場合、納豆や味噌などの大豆製品から大豆イサブラボンを十分に摂取しているので、健康食品からとる必要はありません。

ローヤルゼリーが効くという証拠はない

さて、ローヤルゼリーの効能はどうなのでしょうか？

ローヤルゼリーは、俗に「体を若返らせる」「免疫力を高める」などといわれていますが、国立健康・栄養研究所の『健康食品』の安全性・有効性情報」によると、「ヒトでの有効性については信頼できるデータが見当たらない」といいます。にもかかわらず、どうしてさも効果があるような話が広まり、こんな高価な値段で売られているのか、不思議でなりません。

効果が証明されていないどころか、かえって体調を壊すこともあるようです。「安全性については、各種アレルギー反応が起こる可能性があり、喘息やアトピーの患者に対しては使用すべきではない」といいます。

もともとローヤルゼリーは、ハチのためのえさであって、人間のための食べものではありません。したがって、ハチにとっては貴重な栄養源なのでしょうが、人間にとっては、アレルギー反応を引き起こしやすい異物であるようです。

食べにくいプロポリス

ローヤルゼリーと並んで注目されているのが、プロポリスで、それを含む健康食品がいろいろ出回っています。山田養蜂場の「プロポリス３００」は、１００粒で７９９０円とローヤルゼリーと同様に高価です。

プロポリスは、ミツバチが樹木の新芽や蕾、樹皮などから集めた樹液や色素などに自分の分泌液を混ぜてできた、巣の材料です。

プロポリスの主な成分は、フラボノイド、有機酸、桂皮酸誘導体、テルペノイド、セルロース、アミノ酸などで、ほかにミネラルやビタミンも含まれています。

同社のホームページには、「プロポリス独特の味を気にせずにお召し上がりいただけるよう、飲みやすいソフトカプセルに仕上げました。プロポリスの含有成分をアルコール抽出・超臨界抽出・水抽出の3種類の抽出法で抽出・精製したプロポリスエキスを使用しています」とあります。ちなみに、1カプセル中には、プロポリスエキスが75・6㎎含まれています。

この「独特の味」を嫌う人が多いということなのでしょうが、なぜ、そんなまずいものをあえて摂取する必要があるのでしょうか？　栄養やエネルギーになる、つまり、人間にとってプラスになる食べものはたいてい「おいしい」と感じられるものです。そうでないということは、あまりプラスにならないということでしょう。

プロポリスが効くという証拠はない

プロポリスは、俗に「炎症を抑える」「抗菌作用がある」などといわれていますが、前出の安全性・有効性情報によると、「一部でヒトでの有効性が示唆されているが、参考となる十分なデータは見当たらない。安全性については、ハチやハチの生産物にアレルギーのある人（特に喘息患者）は使用禁忌であり、外用で用いた場合（化粧品を含む）に接触性皮膚炎を起こすことがある」といいます。

ただし、「一部のヒトでの有効性」とは、プロポリスをうがいに用いたり、軟膏として塗った場合で、口から食べた場合ではありません。

経口摂取した場合、副作用として、アレルギー反応が見られ、プロポリスを含むトローチで口内炎が起きることがあるといいます。また、喘息を悪化させる可能性があるので、喘息患者は摂取してはならないといいます。

こんなプロポリスを、わざわざ何千円も出して買う意味がいったいどこにあるのでしょうか？

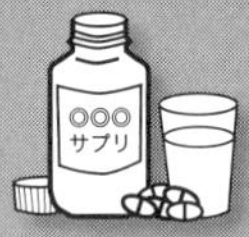

13 マカは男を元気にさせるのか？

精力増強を暗示

男性が50歳を過ぎると、性欲はどうしても弱くなるようです。これは当然のことなのです。体内での男性ホルモンの生産が少なくなってくるからです。男性ホルモンが、陰茎の勃起をうながすので、それが少なくなれば、勃起力が衰えるのは当然なのです。

しかし、それでも若い頃のような勃起力を維持したいと願う男性は少なくないようです。そんな男性をターゲットに売られているのが、「マカ」を原料としたサプリメントです。

マカサプリは、いろんな会社から出ていますが、いずれも精力増進を暗示するような宣伝文句が書かれています。たとえば、通信販売されている養蜂堂の「マカ王」の新聞広告は、可愛い女性が男性に抱きついて左手に「マカ王」を持ち、「男性の元気に！」という大きな文字（『朝日新聞』２０１０年3月13日付）。

さらに、「『パワーがみなぎる！』と中高年男性に大評判です！」とあり、次のように続きます。『若い頃は、昼も夜も元気だったのに……。』とか『年齢と共に気力が……』と、悩んでいる中高年男性が、最近すごく増えているんですよ。でも、男性である以上、いつまでも元気でチカラ強く、そして生涯現役で人生を楽しみたい！って思いますよね？　実は、『そんな俺を満足させてくれた！』『今まで色んな商品を使用してきたけど、マカ王にはビックリさせられた！』と、多くの中高年男性に愛用され、話題を呼んでいる商品が養蜂堂マカ王なんです」

信じて買うほうがバカなのか？

これらの宣伝文句は、誰がどう見ても、強精・強壮効果を示しています。「元気でチカラ強く」「生涯現役」など、暗示というよりも、明示に近い感じですね。これだけで、薬事法に触れる可能性大です。

また、こうした通販には付きものの、利用者の声も載っています。「養蜂堂さんのマカ王を使用して以来、若い頃のようなパワーがみなぎり出し、再び、昼も夜も楽しめるようになりました」

しかし、こんな便りはなんとでも書けますし、実際の体験談であるという保証はありません。会社の担当者の捏造であるケースも珍しくないのです。この文章も、「パワーがみなぎり出し」など、「マカ王」の宣伝の見出しと合致しており、創作された可能性が高いといえるでしょう。

精力剤の場合、消費者も「どうせ効かないだろ」「効いてるように感じるだけだよ」という懐疑的な面があり、厚生労働省や都道府県も、取締りが甘くなっているようです。「効果があると思って、買うほうがバカ」というわけです。

しかし、精力減退、勃起力減退で悩んでいる人は、「効かないだろう」とは思いつつも、藁にもすがる思いで、こうしたサプリを買い求めてしまうのかもしれません。

マカ王は、「80万箱突破！」とあります。これが事実かどうかは分かりませんが、これだけ新聞で大きく広告できるということは、それなりの販売実績があるからでしょう。そうでなかったら、こんなに広告をだすことはできません。

厚生労働省や都道府県には、こうした宣伝文句に惑わされてついつい買ってしまっている人がたくさんいる現状を直視して、もっと厳しく取り締まってもらいたいと思います。

各メーカーの怪しげなマカサプリ

マカサプリは、サプリ大手のエーエフシー、ファンケル、ＤＨＣからも出ています。エーエフシーでは、「男性に人気！ここ一番の夜に」（『朝日新聞』２０１０年3月9日付）などと宣伝しています。さらに、次のように書いています。

「マカには、大量の必須アミノ酸をはじめ、主要なミネラル、リノール酸やパルミチン酸、オレイン酸などの脂肪酸に至るまで、驚異の栄養成分がぎっしり圧縮されています」

しかし、必須アミノ酸は多くの食品に含まれていますし、主要なミネラルも同様です。リノール酸、パルミチン酸、オレイン酸はなたね油やオリーブ油などの植物油に豊富にふくまれています。だいたいこうした成分が、精力とどう関係しているかがわかりません。

それに「驚異の栄養成分」と書かれていますが、これはいったいなんでしょう？　必須アミノ酸や主要ミネラル、リノール酸などを指しているのだとしたら、これらは「驚異」でもなんでもなく、ふつうの栄養素です。したがって、ふつうの食品からいくらでも摂ることができるのです。

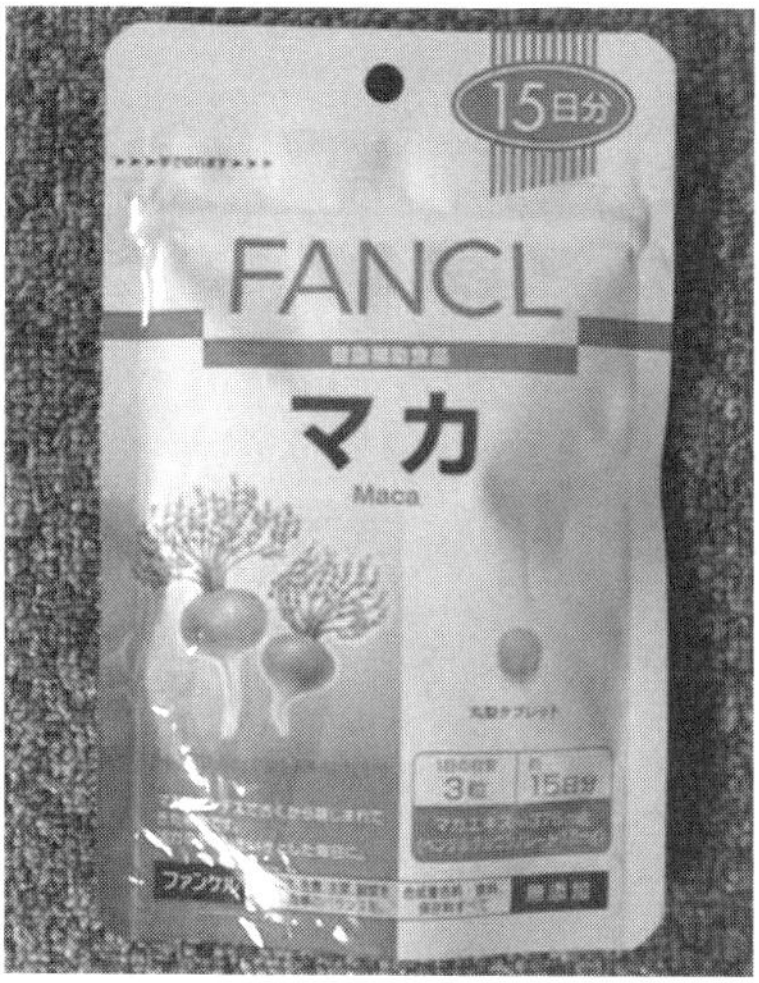

マカ（ファンケル）

［**原材料名**］
マカエキス末、食用ホタテ貝殻粉、亜鉛酵母、セレン酵母、セルロース、ショ糖エステル、シェラック

［**栄養成分**］（1日3粒756mgあたり）

エネルギー	2.3Kcal
たんぱく質	0.04g
脂質	0.02g
糖質	0.40g
食物繊維	0.17g
ナトリウム	0.39mg
亜鉛	1.2mg
セレン	7.2 μg
マカエキス	375mg

（ベンジルグルコシノレート 1.5mg）

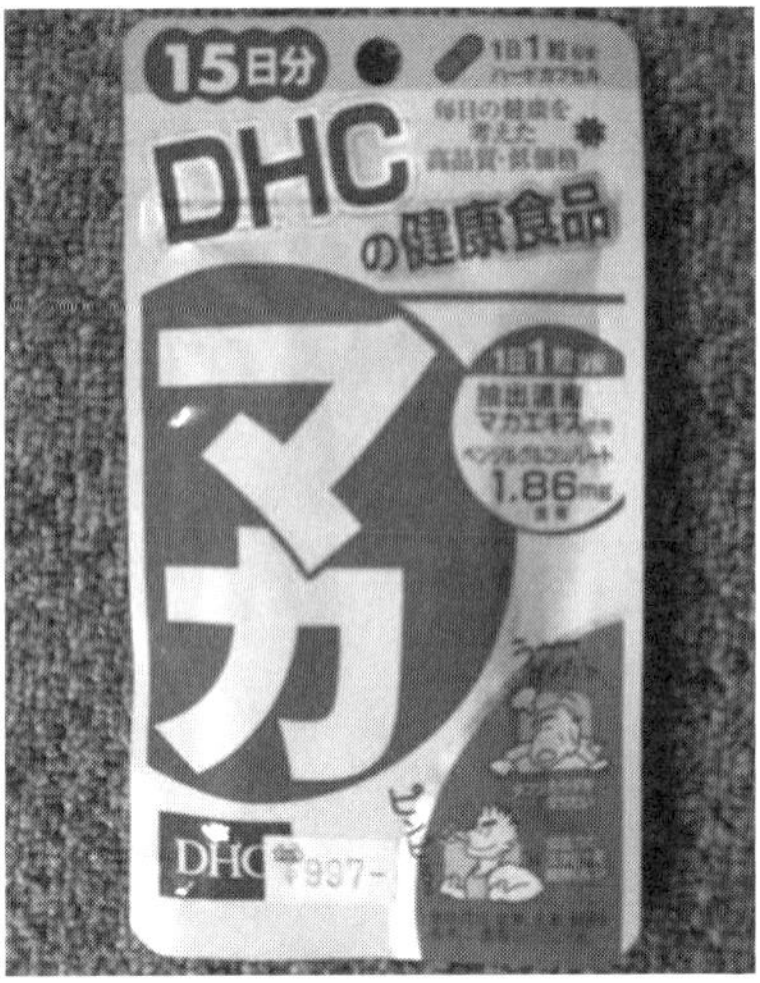

マカ（DHC）

[原材料名]
マカエキス末、亜鉛酵母、セレン酵母、ガラナエキス末、ゼラチン、結晶セルロース、グリセリン脂肪酸エステル、着色料（カラメル、酸化チタン）

[栄養成分]（1日1粒372mgあたり）

エネルギー	1.4Kcal
たんぱく質	0.12g
脂質	0.01g
炭水化物	0.19g
ナトリウム	0.32mg
亜鉛	4mg
セレン	40 μg
マカエキス末	155mg

（ベンジルグルコシノレートとして1.86mg）
ガラナエキス末　6mg

ファンケルの「マカ」には、「マカはアンデスで古くから親しまれてきた植物です。活力のあるいきいきした毎日に」と書かれています。精力増強を感じさせる言葉はありませんが、使用名をそのものズバリ、「マカ」とし、「活力のある」という言葉を使うことで、精力増強を暗示しているようです。

ＤＨＣの「マカ」の場合、ダレた男性が「う〜〜ダメだア…」と言っているマンガと「タフなカラダを保ちたい」という文字。さらにタンクトップ姿の男性が走っているようなマンガに「持続力とスタミナを維持したい」とあり、なぜか「ピンピン！」という文字。裏側には、「生命力あふれる植物マカにガラナ、亜鉛をプラス。男性の元気、女性の美容にも！」とあります。亜鉛が不足すると、精子ができにくくなることが分かっています。それで、「亜鉛をプラス」して、精子ができやすくなることを暗示し、それによって精力も高まることを暗示しているのでしょう。なかなか巧妙です。しかし、亜鉛を摂取したからといって、すぐに精子ができて精力が増すはずがありません。

危険な添加物が使われている

いずれの製品も薬事法違反にならないために、精力を増強するという直接的な表現は避けていますが、広告の宣伝文句やパッケージの表示から、精力増強を暗示しているのは明らかであり、厳密に審査すれば、おそらくどの製品も薬事法に違反する可能性があるでしょう。

さらに問題なのは、これらのサプリメントに含まれている成分です。ＤＨＣの「マカ」は、結晶セルロース以降がすべて食品添加物です。カラメルは、カラメル色素のことで、細胞の遺伝子に突然変異を起こす可能性があります。突然変異性と発がん性とは密接な関係があります。

また、酸化チタンは金属性の物質で白い着色料ですが、酸化チタンの混じった空気をラットに２年間吸わせた実験で、肺がんの発生率が増加しました。これは吸入による実験ですが、食べものと一緒に胃に入った場合も、細胞に悪影響をおよぼす可能性があります。さらに、「亜鉛酵母」や「セレン酵母」など正体不明の原材料が含まれています。

ファンケルの「マカ」の場合、光沢剤のシェラックが添加されています。シェラックは、ラックカイガラムシという昆虫から抽出された樹脂状の物質で、錠剤などに光沢をもたせるために使われています。日本人は、こうした物質をこれまで摂取した経験がほとんどないので、中には拒否反応を示す人がいるかもしれません。

効果があるのかどうかも分からず、安全性の疑わしい添加物を含むマカサプリ。それでもお金を払って手に入れようと思いますか？

第2部
トクホで
健康は維持できるのか？

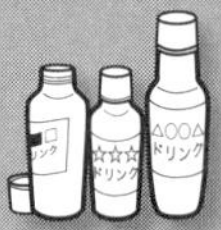

14 中性脂肪を減らすトクホはいらない

「エコナ」騒動の衝撃

２００９年９月16日、花王の「エコナ　クッキングオイル」を使っている人にとっては、ひじょうにショッキングな事件が起こりました。同社が突然、この製品には、体内で発がん性物質になる可能性のある物質がふくまれていることが分かったため、出荷を停止すると発表し、スーパーなどに販売自粛を要請したのです。

「エコナ」は、「エコナ　ドレッシングソース」「エコナマヨネーズタイプ」「花王ヘルスラボ　ドッグフード」など11種類の商品にも使われていたため、出荷停止になった商品は全部で59品目にもおよびました。

この食用油は、消費者庁（以前は厚生労働省）が認めたトクホ（特定保健用食品）です。そのため、ボトルには「体に脂肪がつきにくい」と大きく表示され、裏には「この油は、ジアシルグリセロールを主成分としているので他の食用油と比較して、食後の血中中性脂肪が上昇しにくく、しかも体に脂肪がつきにくいのが特徴です」とあります。なお、「ジアシルグリセロール」は、大豆やなたねの油から作られます。

トクホとは、健康維持のために特定の機能（働き）を持つ成分をふくむ食品のことで、「お腹の調子を整える」「脂肪の吸収を抑える」「コレステロールの吸収を抑える」「血糖値の上昇を防ぐ」「血圧を下げる」「虫歯を防ぐ」などに分類されます。

厚生労働省から、トクホとして許可されると、一定の働きを示す表示を製品につけることができます。許可をうけるためには、企業が特定の働きを示す科学的根拠を厚生労働省に示し、それが認められなければなりません。勝手に表示すると、法律違反となります。すでに許可をうけた製品は、９００品目を超えています。

人工的な改変が危険を生み出す

実は「エコナ　クッキングオイル」は、花王が出荷停止を決める以前から、その安全性が危ぶまれていたのです。「エコナ」の主成分であるジアシルグリセロールの安全性が以前から問題になっていたのです。というのも、厚生労働省科学特別研究において、がんになりやすいように遺伝子操作したラット（実験用白ネズミ）を使った実験で、ジアシルグリセロールが雄の舌に発がんプロモーション作用を示すことがわかったからです。発がんプロモーションとは、発がんを促進する作用のこと、つまり、がんをできやすくするということです。

そのため、厚生労働省は、２００５年９月、内閣府・食品安全委員会に「高濃度にジアシルグリセロール（ＤＡＧ）を含む食品の食品健康影響評価」を依頼しており、安全性について検討が行なわれている途中でした。

そして、この問題に加えて、「エコナ」に新たな問題が発生したのです。不純物として、グリシドール脂肪酸エステルという物質が含まれていることが分かったのです。これが体内で分解されると、発がん性のあるグリシドールになる可能性があるのです。グリシドール脂肪酸エステルは、ジアシルグリセロールを脱臭する過程で、予期し得ない副産物として発生してしまったものなのです。

大豆やなたねに本来ふくまれている脂肪は、トリアシルグリセロールというものです。これがいわゆるふつうの脂肪で、体の中で分解・吸収され、再び合成されて中性脂肪となります。

花王では、トリアシルグリセロールを人工的に改変して、ジアシルグリセロールにし、それを80％ふくむ「エコナ　クッキングオイル」を売り出しました。ジアシルグリセロールは、体内で分解・吸収されても、中性脂肪になりにくいという特徴があります。そのため、「体に脂肪がつきにくい」トクホとして認められたのです。

しかし、この「改変」に落とし穴があったのです。自然の状態であるトリアシルグリセロールを、ジアシルグリセロールに変化させたため、それを脱臭工程で加熱した際に、グリシドール脂肪酸エステルという危険物が知らないうちにたくさんできてしまっていたのです。これが分かったのは、２００９年６月のことでした。

花王によると、グリシドール脂肪酸エステルは、パーム油などにも微量含まれているといいます。油脂の製造の際に脱臭過程でできてしまうとのこと。しかし、「エコナ」に含まれる量は、一般食用油の10〜１８２倍と極めて多く、それだけ危険性も高いということなのです。

結局、花王は「エコナ」のトクホ許可を返上することを消費者庁に申し出たため、トクホではなくなり、販売再開の道も絶たれました。

メタボを起こす中性脂肪

「エコナ」などの中性脂肪を減らすというトクホの人気が高まったのは、メタボリック症候群がクローズアップされたからです。なぜなら、内臓の周りや皮下に中性脂肪がたくさんついて、胴周りが大きくなることが、メタボの第一条件だからです。ちなみに、メタボが進行すると、動脈硬化を起こしやすくなるとされています。

メタボは、腹囲が男性で85㎝以上、女性で90㎝以上、さらに脂質異常（中性脂肪１５０㎎／dℓ以上、ＨＤＬ＝善玉コレステロール40㎎／dℓ未満のいずれかか両方）、高血糖（空腹時血糖が１１０㎎／dℓ以上）、高血圧（上の血圧が１３０㎜Ｈg以上、下の血圧が85㎜Ｈg以上のいずれかか両方）の三症状のうち二つ以上が当てはまった状態のことです。

中性脂肪は、直接動脈硬化をおこすものではないといわれています。しかし、最近の研究で、中性脂肪が多いと、ＨＤＬ（善玉）コレステロールが減って、ＬＤＬ（悪玉）コレステロールがふえやすくなることがわかりました。したがって、中性脂肪がふえると、結果的に動脈硬化になりやすくなってしまうのです。

中性脂肪を減らすトクホは、「エコナ」以外にいろいろ売り出されています。「脂肪を消費しやすくする」「体に脂肪がつきにくい」などと表示されているのがそうで、これがなかなかよく売れているのです。

茶カテキンを高濃度に含む「ヘルシア緑茶」

その代表格は、「ヘルシア緑茶」（花王）です。２００３年５月に市場に登場したこの商品は、８月にはコンビニエンスストアでの売り上げが、他の飲料メーカーを押しのけて第１位になりました（『日経ＮＥＥＤＳ』２００３年９月26日）。その後も、売れ行きは衰えていないようです。おそらく「お腹が出てきた」「肥満ぎみだ」という中年男性の心をとらえているのでしょう。

しかし、「ヘルシア緑茶」は、本当に効果があるのでしょうか？　もし十分な効果がないとすると、ふつうのお茶飲料よりも値段が４割近くも高いので、消費者は損をさせられていることになります。

「ヘルシア緑茶」の最大の特徴は、ふつうのお茶に比べて多量の茶カテキンが含まれていることです。その量は、１本（３５０㎖）あたり５４０㎎です。

この高濃度の茶カテキンの働きで、体の中性脂肪が減るというのです。花王によると、軽度肥満の健康な男女80人に対して、高濃度茶カテキン飲料（１本当たり茶カテキンを５８８㎎含む）とコントロール飲料（１本当たり茶カテキンを１２６㎎含む）を１日１本、12週にわたって続けて飲んでもらったところ、高濃度茶カテキン飲料群では、腹部の内臓および皮下脂肪の面積が減少したといいます。茶カテキンには、脂肪の燃焼を促進する働きがあるようなのです。

そのため、厚生労働省からトクホとして許可され、「本品は茶カテキンを豊富に含んでおり、

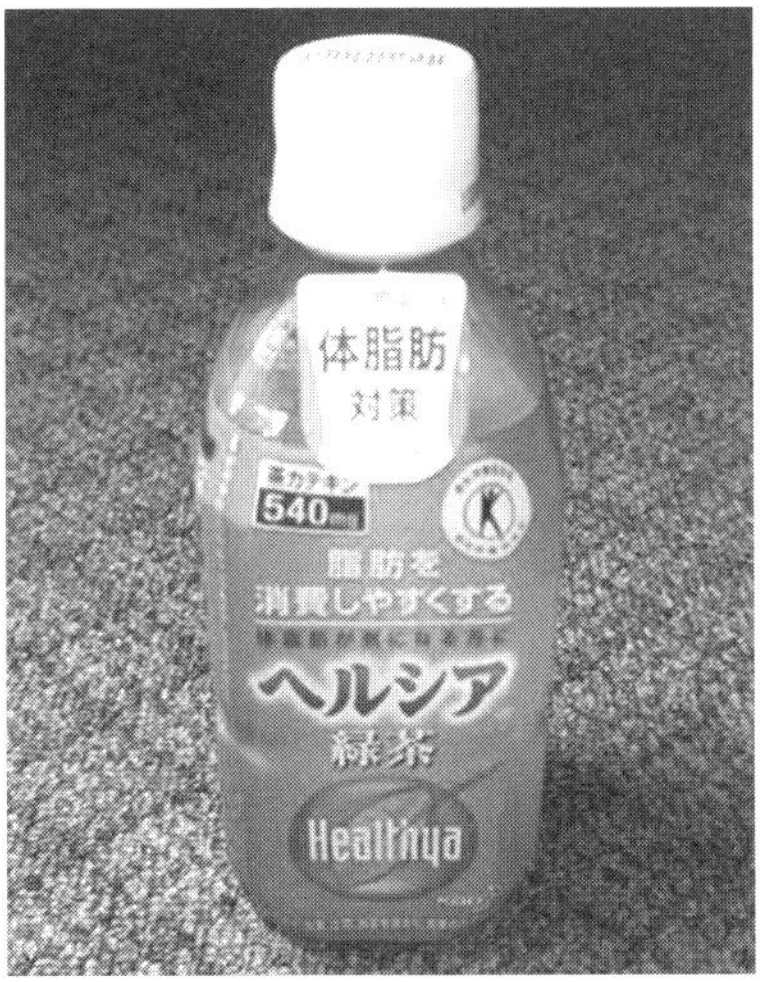

ヘルシア緑茶（花王）

［原材料名］
緑茶（国産）、茶抽出物（茶カテキン）、環状オリゴ糖、ビタミンC、香料

［栄養成分］（1本350㎖あたり）

エネルギー	14Kcal
たんぱく質	0g
脂質	0g
炭水化物	3.9g
ナトリウム	35mg
茶カテキン	540mg
カフェイン	80mg

エネルギーとして脂肪を消費しやすくするので、体脂肪が気になる方に適しています」という表示を許可されたのです。

胃を刺激する高濃度茶カテキン

しかし、「腹部の内臓および皮下脂肪の面積が減少した」といわれても、実際にどのくらい内臓脂肪や皮下脂肪が減少するのかはっきり分かりませんし、個人差もあるでしょうから、全ての人が脂肪が減るということにはならないでしょう。

さらに、気になるのは、不自然に茶カテキンを高濃度化していることです。試しに「ヘルシア緑茶」を飲んで見ましたが、茶カテキンが多いせいか、かなり苦味が強く、また、胃がやや刺激されてピリピリする感じを受けました。そのため、一気に一本を飲むことはできませんでした。知人の女性も、「起き抜けに一本を一気に飲むと気持ちが悪くなるので、起きて飲んで、会社で飲んで、帰って飲むようにしていた」と言っていました。茶カテキンやカフェインは、取りすぎると胃などを刺激して、かえってマイナスの効果をもたらすようです。

健康なボランティアに、緑茶十杯分に相当する緑茶エキス（お茶を煎じ、水分を飛ばして乾燥後に粉末にしたもので、茶カテキン572㎎、カフェイン124・3㎎を含む）を一日で飲んでもらったところ、胃部不快感をもたらすケースのあることが分かったといいます（『癌の臨床』第49巻第3号、篠原出版新社）。胃部不快感とは、胃が重苦しくなったり、痛みを感じたり、気持ちが悪くなるなどの症状のことです。

ふつうのお茶を飲めばいい!

「ヘルシア緑茶」には、この緑茶エキスと同程度の５４０㎎の茶カテキンと80㎎のカフェインが含まれています。つまり、「ヘルシア緑茶」を飲んだ場合、実験に使われた緑茶エキスと同様に胃部不快感を起こす可能性があるということです。

こうした感じ方は個人差があると考えられますが、私や知人の女性のように、実際に「ヘルシア緑茶」を飲んで、胃が刺激を受けたり、気持ちが悪くなるという人もいるということなのです。

茶カテキンが、花王の言う通り、脂肪を燃焼させる働きがあったとした場合、わざわざ値段の高い「ヘルシア緑茶」を買わなくても、ふつうのお茶を一日に何杯か飲めば、同様な効果が出ると考えられます。

ふつう緑茶葉１００ｇには、茶カテキンが10～18ｇ含まれています。そして、茶葉３ｇに対して熱湯を１００～１２０㎖を注ぐと、茶カテキンの摂取量は、約１００㎎となります（中村丁次・監修『からだに効く栄養成分バイブル』主婦と生活社刊）。

したがって、茶葉約６ｇに熱湯約２００㎖を注げば、約２００㎎の茶カテキンをとることができます。それを一日に三杯以上飲めば、「ヘルシア緑茶」に含まれる以上の茶カテキンをとることができることになります。つまり、「ヘルシア緑茶」以上の効果が期待できるわけです。

一日に三杯のお茶を飲むというのは、それほど不自然なことではないでしょう。こうして茶カテキンを摂れば、おそらく気持ちが悪くなったり、胃が刺激されるという心配はいらないでしょう。

安全性の疑わしい合成甘味料が使われている

花王は、「ヘルシア緑茶」に続いて、「ヘルシアウォーター」、さらに「ヘルシアスパークリング」を売り出しました。いずれも1本（500㎖）に茶カテキン540㎎を含んでいて、トクホとして許可されています。

しかし、どちらの製品にも、合成甘味料のスクラロースが添加されています。ウコンの章でも書きましたが、スクラロースは、1999年7月に使用が認められた新しい添加物です。有機塩素化合物の一種で、自然界には存在しない化学物質のため、分解されにくく、人間が摂取した場合も、体内で代謝されないと考えられます。

スクラロースを含むえさをラットに食べさせた実験では、脾臓および胸腺のリンパ組織の萎縮が見られました。また、妊娠したウサギに対してスクラロースを経口投与した実験では、下痢などの胃腸障害とそれにともなう体重減少が認められ、死亡例や流産が一部で観察されました。

スクラロースは、製品中で分解されにくく、少量で甘さを感じさせられるので、企業にとっては使いやすい甘味料のようですが、こうしたものを健康を維持するためのトクホに添加すること自体が間違っているように思います。

「黒烏龍茶」の不安点

中性脂肪を減らすトクホとして、もう一つ代表的なのがサントリーの「黒烏龍茶」です。頻繁にテレビＣＭが流されているので、知っている人も多いと思います。これは、「脂肪の吸収を抑える」というもので、結果的に体内の中性脂肪を減らすということのようです。値段は通常のお茶飲料より２割ほど高めです。

「黒烏龍茶」には、ウーロン茶重合ポリフェノールが１本（３５０㎖）当たり７０㎎含まれてい

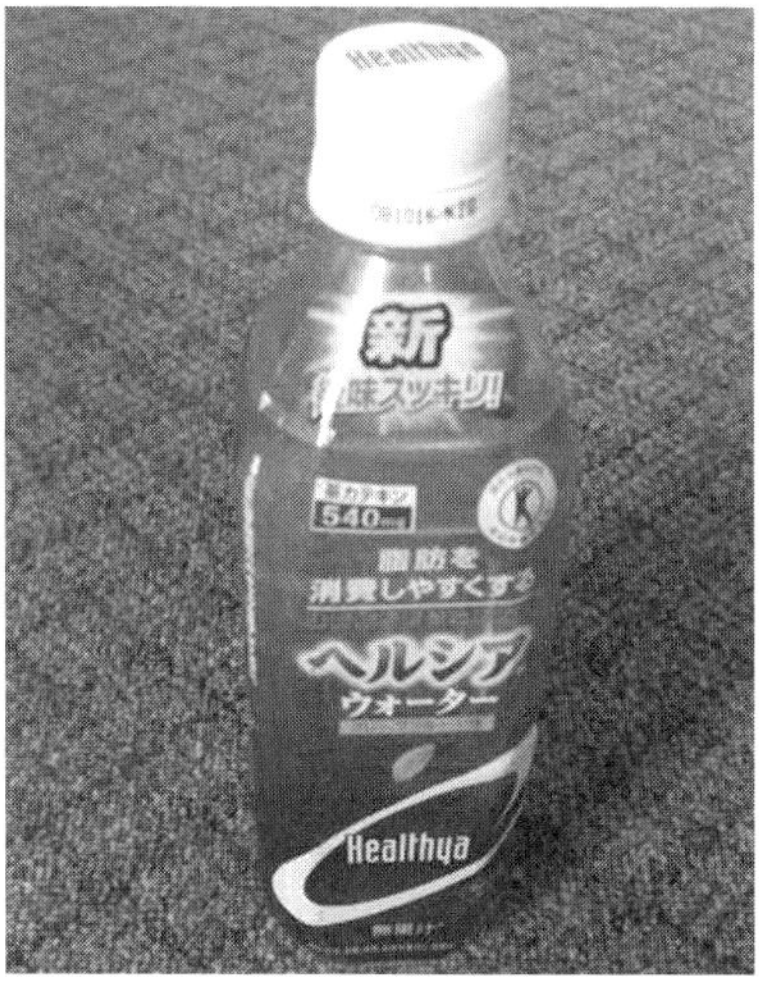

ヘルシアウォーター（花王）

［原材料名］
茶抽出物（茶カテキン）、エリスリトール、グレープフルーツ果汁、ぶどう糖、食塩、環状オリゴ糖、香料、酸味料、ビタミンC、甘味料（スクラロース）

［栄養成分］

エネルギー	18Kcal
たんぱく質	0g
脂質	0g
炭水化物	8g
ナトリウム	255mg
茶カテキン	540mg
カフェイン	40mg

ます。サントリーの説明では、それが、小腸で脂肪を分解して吸収しやすくするリパーゼという消化酵素の働きを妨害するため、脂肪は吸収が抑えられ、体外に排出されるといいます。

しかし、リパーゼの働きを妨害することで、脂肪の吸収を抑えるという、まさしく対症療法的なメカニズムが、悪影響をおよぼすことはないのでしょうか？

サントリーの広報担当者は、「3ヶ月飲んでもらって、安全性に問題ないという確認をしているので、飲み続けてもだいじょうぶと判断している」(『週刊金曜日』2009年3月20日号）と答えました。

しかし、3ヶ月以上飲んだ場合はどうなのでしょうか？　人間が毎日脂肪を摂取し、それがリパーゼによって分解されるというのは、体の正常なシステムです。それを長期間妨害することで、システムに狂いが生じることはないのでしょうか？

対症療法はかえってマイナス

そもそも「黒烏龍茶」を飲むことで、実生活の中で本当に体の脂肪を減らせるのかという根本的な問題があります。

同社のデータによると、中性脂肪が100～250㎎／dℓの男女20人について、高脂肪食とともに「黒烏龍茶」を飲用してもらい、飲用直前と飲用後の血中中性脂肪の増加量を測定したところ、飲用後4～5時間後で、非飲用に比べて飲用した場合は、血中中性脂肪の増加量が約20％少なかったといいます。

しかし、わずか20％少なかったにすぎません。『黒烏龍茶』を飲んでいるから、脂肪を多くとっても平気」という心理が働いて、通常よりも脂肪を何割か多めにとってしまえば、かえって脂肪の吸収量は増えてしまうことになります。

こうした対症療法的なやり方は、たいてい体にとってプラスにはなりません。というのも、食事での脂肪摂取が増えるなど栄養バランスが崩れてしまいかねず、体にとっては好ましくない状態になりがちだからです。それよりも、根本療法、すなわち脂肪を減らす食事を心がけるように努力したほうが、健康的に中性脂肪を減らせるのではないでしょうか？

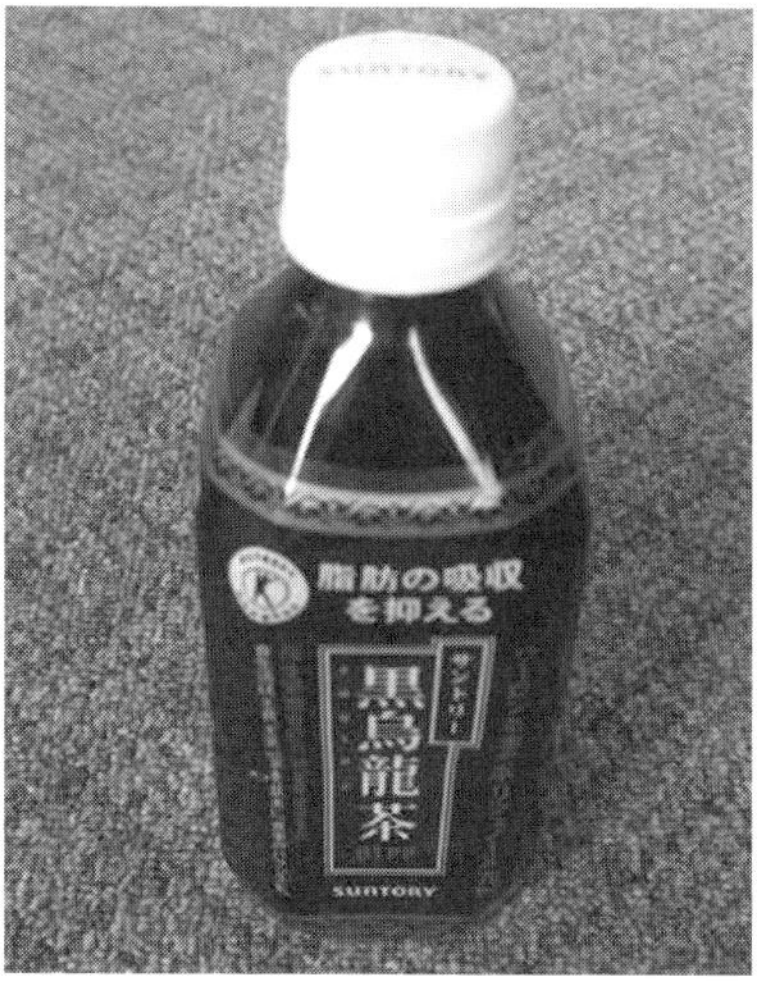

黒烏龍茶（サントリー）

［**原材料名**］
烏龍茶、烏龍茶抽出物、ビタミンC

［**栄養成分**］（1本350mℓあたり）

エネルギー	0Kcal
たんぱく質	0g
脂質	0g
炭水化物	0g
ナトリウム	29mg

ウーロン茶重合ポリフェノール（ウーロンホモビスフラバンBとして）　70mg

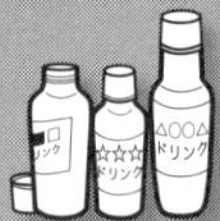

15 コレステロールを下げる加工油より、自然なごま油を

「健康サララ」のメカニズム

メタボの診断基準である脂質異常は、中性脂肪が基準値を超えているか、善玉（ＨＤＬ）コレステロールが基準より低いかです。そこで、体内のコレステロールを減らすというトクホが売られています。

たとえば、「健康サララ」（Ｊ－オイルミルズ）です。これは大豆油の一種で、「大豆胚芽たっぷり（当社通常大豆油の約20倍）の原料だから天然の植物ステロールを豊富に含んでいます」とあります。

さらに、「大豆胚芽を原料とする健康サララは、コレステロールの体内への吸収を抑える働きがある天然の植物ステロールを豊富に含んでいるので、血中総コレステロールや悪玉（ＬＤＬ）

コレステロールを下げるのが特長です。コレステロールの高めの方の毎日の食事におすすめです」（許可表示）と表示されています。

植物ステロールは、コレステロールに似たもので、次のようなメカニズムでコレステロールを下げるといいます。

通常、食事からとったコレステロールは、それが集まった「ミセル」という状態になって、体内に吸収されます。ところが、植物ステロールはコレステロールと似ているため、コレステロールとともに集まってミセルを作ります。

その結果、ミセルに入り込めないコレステロールが出てきて、それが体外に排泄されるので、結果的にコレステロールの吸収量が減少するのです。つまり、植物ステロールがコレステロールの「身代わり」となるのです。なお、植物ステロールは体内にほとんど吸収されずに排泄されてしまうといいます。

ふつうの油でもコレステロールが下がる

「健康サララ」と似たような製品に、日清オイリオグループの「ヘルシーコレステ」があります。「ヘルシーコレステ」も植物ステロールを多く含んでいて、「コレステロールを下げる」トクホです。

ボトルには、「この油は、コレステロールの体内への吸収を抑える植物ステロールを豊富に含んでいるので、血中コレステロールを下げるのが特長です。コレステロールが気になる方の食生活の改善に役立ちます」と表示されています。「健康サララ」とほぼ同じような内容です。

しかし、植物ステロールの量がだいぶ違います。「健康サララ」が、11g中に188mgの植物ステロールを含んでいるのに対して、「ヘルシーコレステ」は、14g中に450mgと約2倍です。植物ステロールを多く含むように加工されているのです。

日清オイリオグループが、コレステロール値が高めの人に、通常の油(調合サラダ油)に替えて、「ヘルシーコレステ」を14g含む食事を毎日12週間食べさせたところ、コレステロール値が減少したといいます。

しかし、こうしたトクホを利用しなくても、ふつうの食用油でコレステロールをある程度下げられるのです。なぜなら、植物ステロールは、いろんな植物に含まれる成分で、とくに豆類や穀類に多く含まれているからです。コーン油には100g当たり660mg、大豆油には同339mg、ごま油には同800mg含まれます。ちなみに、ごま油に含まれる植物ステロールは、「健康サララ」の約2分の1です。

したがって、これらの食用油を使えば、植物ステロールを摂取することになり、コレステロールの吸収を抑えることができるのです。さらに、ふだんの食事から、卵や肉などコレステロールの多い食品を減らすようにすれば、体内のコレステロールも減るでしょう。

コレステロールを下げるというトクホを利用していると、どうしても「トクホを使っているから安心」という心理が働いて、コレステロールに対する警戒心が薄れがちになります。そうなると、かえって体内のコレステロールを増やす結果になりかねないのです。

トランス脂肪酸を含む「ラーマ　プロアクティブ」

「ラーマ　プロアクティブ」（J－オイルミルズ）というトクホのマーガリンがあります。「コレステロールを下げる」という大きな表示があり、裏には、「コレステロールの吸収を抑制する働きのある植物ステロールエステルの配合により、血中コレステロール、特にＬＤＬコレステロール（悪玉コレステロール）を下げるのが特長です。健康維持にはもちろん、コレステロールが高めの方におすすめします」と書かれています

しかし、この製品には問題があります。今、「悪玉脂肪」「狂った油」などといわれて問題になっているトランス脂肪酸がふくまれているのです。

マーガリンの原料は植物油ですが、それに水素を結合させて（これを水素添加という）、液状を固体に変えます。その際に、トランス脂肪酸ができてしまうのです。トランス脂肪酸は、悪玉（ＬＤＬ）コレステロールを増やし、逆に善玉（ＨＤＬ）コレステロールを減らして、動脈硬化を起こし、心臓病などのリスクを高めることがわかっているのです。

また、ゼンソクやアトピー性皮膚炎などのアレルギー、さらに認知症やがんになる可能性を高めるともいわれています。そのため、デンマークでは、すべての食品について、油脂中のトランス脂肪酸の含有率を２％までに制限しています。また、アメリカでは、加工食品のトランス脂肪

酸の表示が義務付けられています。

しかし、日本ではまだ対策が取られていません。「日本人のトランス脂肪酸の摂取量は少ない」という理由からです。しかし、WHO（世界保健機関）とFAO（国連食糧農業機関）の「食事、栄養および慢性疾患予防に関する合同専門家会合」では、食事からのトランス脂肪酸の摂取はきわめて低くおさえるべきで、摂取量は最大でも1日の総エネルギーの1％未満にするように勧告しています。したがって、できるだけ摂取は減らしたほうがよいのです。

2006年夏の時点で、「ラーマ　プロアクティブ」を販売していたユニリーバ・ジャパンのホームページには、トランス脂肪酸の含有割合は1％となっていました。その後、J－オイルミルズが販売権を獲得して販売していますが、同社によると、「トランス脂肪酸の含有割合は1％未満」とのことで、以前とそれほど変わっていません。

いくら植物ステロールの働きでコレステロールが減っても、トランス脂肪酸の作用でその効果が相殺されてしまうといえるでしょう。

「コレスケア」より食物繊維を含む食べものを

缶の清涼飲料水で、コレステロールの吸収を抑えるトクホもあります。大正製薬の「コレスケア」や「コレスケアネオ」がそうです。これらの製品には、食物繊維の一種の低分子化アルギン酸ナトリウムが含まれていて、それが作用するといいます。アルギン酸ナトリウムは昆布などに含まれる粘性の食物繊維で、それを加圧・加熱して分解したのが、低分子化アルギン酸ナトリウムです。

脂肪の吸収を助ける胆汁酸は、肝臓で血液中のコレステロールを原料に作られますが、十二指腸へ分泌され、その一部は小腸から再吸収されて肝臓に戻り再利用されます。ところが、低分子化アルギン酸ナトリウムは胆汁酸と結びついて、便と一緒に排泄されるため、胆汁酸の再利用が減ることになります。そのため、コレステロールから胆汁酸が作られることになり、結果的に血液中のコレステロールが少なくなるのだといいます。

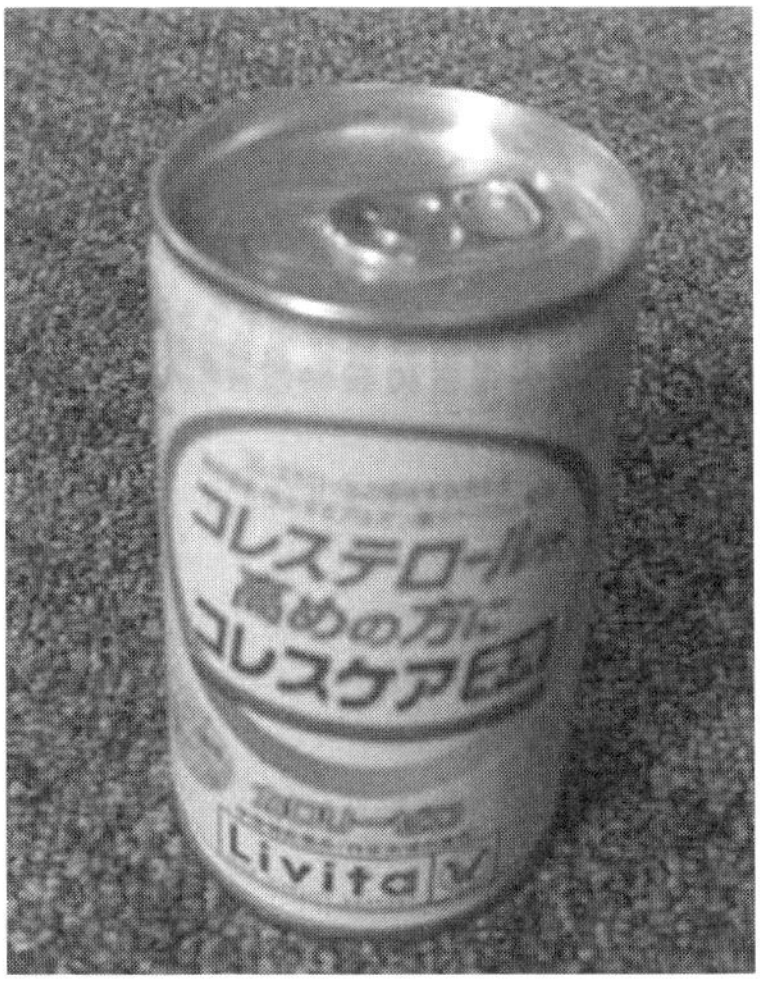

コレスケアネオ（大正製薬）

［原材料名］
エリスリトール、低分子化アルギン酸ナトリウム（ソルギン）、グレープフルーツ濃縮果汁、ビタミンC、香料、クエン酸、甘味料（ステビア）

［栄養成分］（1缶150gあたり）

エネルギー	0g
たんぱく質	0g
脂質	0g
糖質	6g
食物繊維	3.1g
ナトリウム	490mg
低分子化アルギン酸ナトリウム	4g

大正製薬によると、成人男子36人を高コレステロール(コレステロール値220mg/dℓ以上)と正常コレステロール(同220mg/dℓ未満)に分けて、「コレスケア」を1日1本飲み続けてもらったところ、高コレステロールの人は、4週間で値が十数mg低下し、正常コレステロールの人は変化が見られなかったといいます。

しかし、こうしたお茶飲料をわざわざ飲まなくてもコレステロールを下げることはできるのです。というのは、食物繊維は、穀類やイモ類、海藻、野菜、果物などに含まれていて、それらはもともと胆汁酸を吸収する働きがあるからです。したがって、食物繊維を含む食品を食べるようにすれば、結果的にコレステロールを減らすことができるのです。こうして食物繊維をとったほうが、いろんな栄養も摂取できるので、健康維持にはより効果的です。

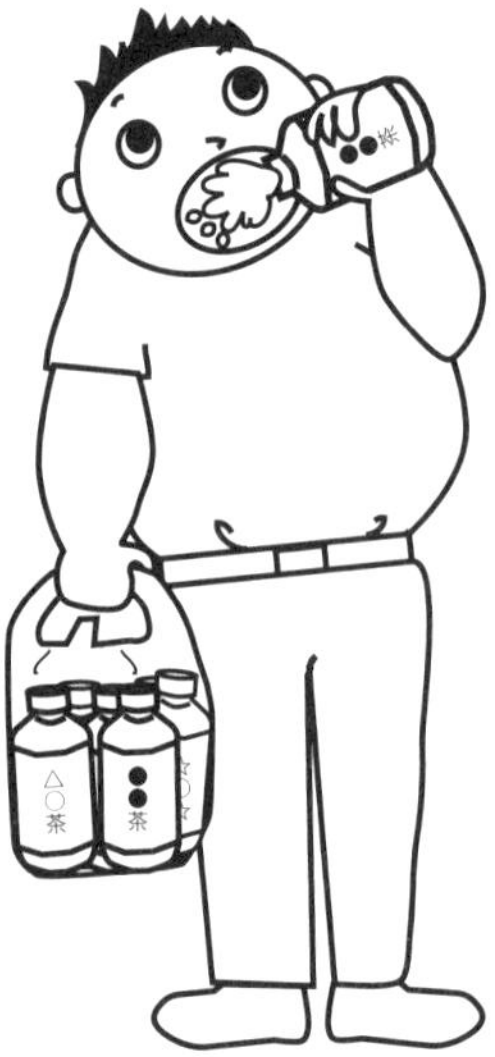

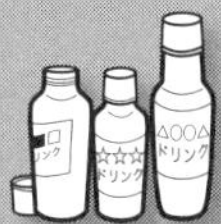

16

血圧を下げるトクホはいらない、食塩を減らせば血圧は下がる

血圧を下げるという「胡麻麦茶」

日本には高血圧の人が３０００万～４０００万人いるといわれています。高血圧を病気の一種と見れば、高血圧はまさに国民病ということができます。

そこで、「血圧を下げる」というトクホが数々出回っています。代表格は、サントリーの「胡麻麦茶」。テレビでいろんなＣＭが流れているので、ご存知の方も多いと思います。

このほか、カルピスの「アミールＳ」や「アミールＳ１２０」。大正製薬の「ナチュラルケアブレンド茶」、日清オイリオグループの「マリンペプチド」などがあります。

「胡麻麦茶」の場合、ボトルに大きく「血圧が高めの方に」と表示されています。これを見たら、たいていの人は「血圧が高い人が飲めば、下がるんだな」と思ってしまうでしょう。

また、ボトルの側面には、「許可表示」として、「本品はゴマペプチドを含んでおり、血圧が高めの方に適した飲料です」と書かれています。しかも、「消費者庁許可（特定保健用食品）」ともありります。これだけ書かれれば、高血圧の人は、多少値段が高くても「試しに飲んでみよう」という気持ちになるでしょう。

かつて長嶋茂雄氏のCMで知られた「アミールS」も、「血圧が高めの方に」とあり、「本品は『ラクトトリペプチド』（VPP，IPP）を含んでおり、血圧が高めの方に適した食品です」という許可表示があります。

ちなみに、長嶋氏が脳梗塞で倒れてからは、このCMは流れなくなりました。「アミールS」を飲んで、「健康になろう！」と訴えていた本人が、重い病気になってしまったのですから、なんとも皮肉な話です。これでは、CMは逆効果になってしまうに違いありません。

腎臓の血圧を下げ、全身の血圧を下げる

ところで、「胡麻麦茶」や「アミールS」は、本当に血圧を下げられるのでしょうか？　また、飲み続けた際に副作用があらわれる心配はないのでしょうか？

WHO（世界保健機関）では、上の血圧（収縮期血圧）が140㎜Hg以上または下の血圧（拡張期血圧）が90㎜Hg以上を高血圧としています。高血圧が続いていると、その圧力によって血管

の内側が傷つきやすくなり、そこにコレステロールや血小板などが蓄積して動脈硬化が起こりやすくなるとされています。そのため、心筋梗塞や脳梗塞などの生活習慣病を防ぐためには、血圧を正常に保つことが大切といわれているのです。

血圧は、心臓が血液を送り出す力によって発生しますが、実は腎臓によって高低が影響を受けているのです。腎臓は血液を浄化するための臓器ですが、血液をろ過する糸球体（毛細血管の集まり）内の血圧を上下する仕組みがあって、ろ過量などを調節しています。「胡麻麦茶」や「アミールS」は、腎臓内の血圧を下げることによって、体全体の血圧を下げるのです。

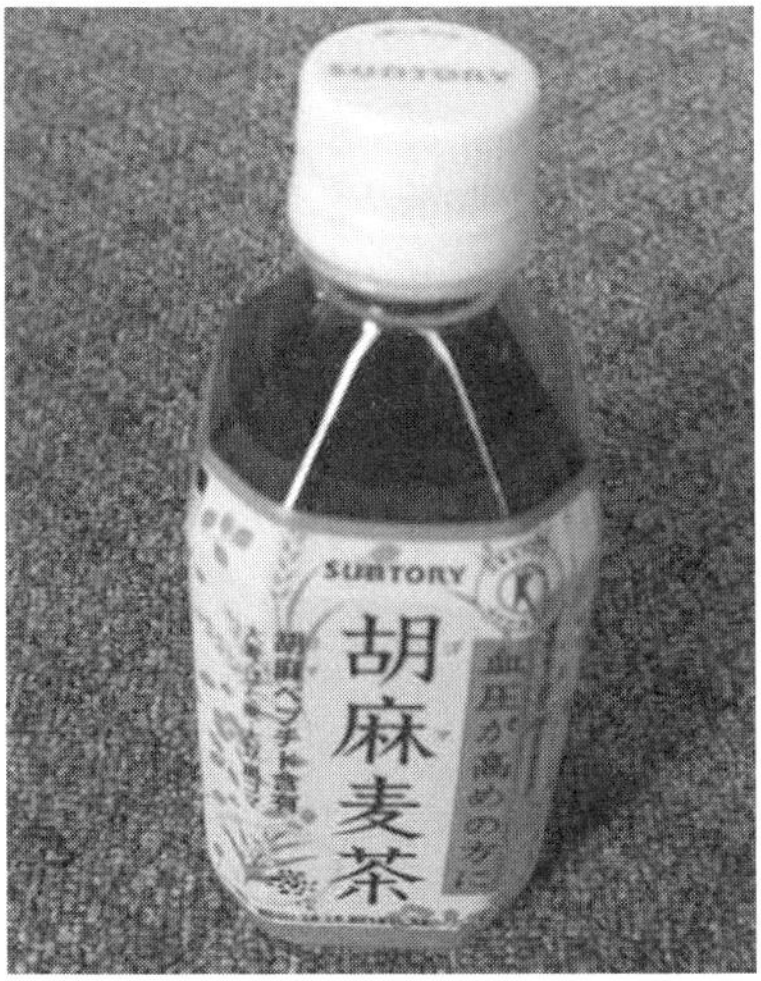

胡麻麦茶（サントリー）

［**原材料名**］
大麦、はと麦、ゴマ蛋白分解物（ゴマペプチド含有）、大豆、黒ゴマ、香料

［**栄養成分**］（1本350mℓあたり）

エネルギー	0Kcal
たんぱく質	0g
脂質	0g
炭水化物	0g
ナトリウム	19mg
ゴマペプチド（LVYとして）	0.16mg

腎臓の血圧を下げる仕組み

腎臓内の血圧を調節する仕組みは次のようなものです。腎臓内の血圧を高くして、ろ過量を増やす必要がある場合、血液中のある種のタンパク質が腎臓で「アンジオテンシンⅠ」という生理活性物質に変化します。

さらに、アンジオテンシン変換酵素（ＡＣＥ）がそれに作用して、「アンジオテンシンⅡ」に変換します。このアンジオテンシンⅡは、血管を収縮させる働きがあり、その作用によって腎臓内の血管が収縮して血圧が上昇し、ろ過量が増えるのです。

ちょっとややこしいですが、「胡麻麦茶」などの作用メカニズムを理解してもらうためには、こうした仕組みを知っておくことが必要なので、ご辛抱ください。

実は「胡麻麦茶」や「アミールＳ」は、ＡＣＥという酵素の働きを妨害するのです。そのため、アンジオテンシンⅡができにくくなり、腎臓内の血圧が上がりにくくなります。その結果、体全体の血圧も上がりにくくなるというわけなのです。

ペプチドが酵素の働きを妨害

では、どうしてそんなことが可能なのでしょうか？　その秘密は、それらの製品に含まれる独特のポリペプチド（アミノ酸がいくつか結合したもの）にあるのです。これが、ＡＣＥの働きを妨害するのです。

「胡麻麦茶」の許可表示を思い出してください。「本品はゴマペプチドを含んでおり」と書かれていました。これは、胡麻に含まれる独特のペプチドですが、これがＡＥＣの働きを妨害して、腎臓内の血圧が上がることを抑制しているのです。「アミールＳ」の場合、「ラクトトリペプチドを含んでおり」とあり、これが同様にＡＥＣの働きを妨害するのです。

こうした作用を、ＡＣＥ阻害といいますが、実は医療の分野では、以前から化学合成された「ＡＥＣ阻害剤」が、高血圧の治療に使われているのです。もちろんこれは医薬品ですから、そ

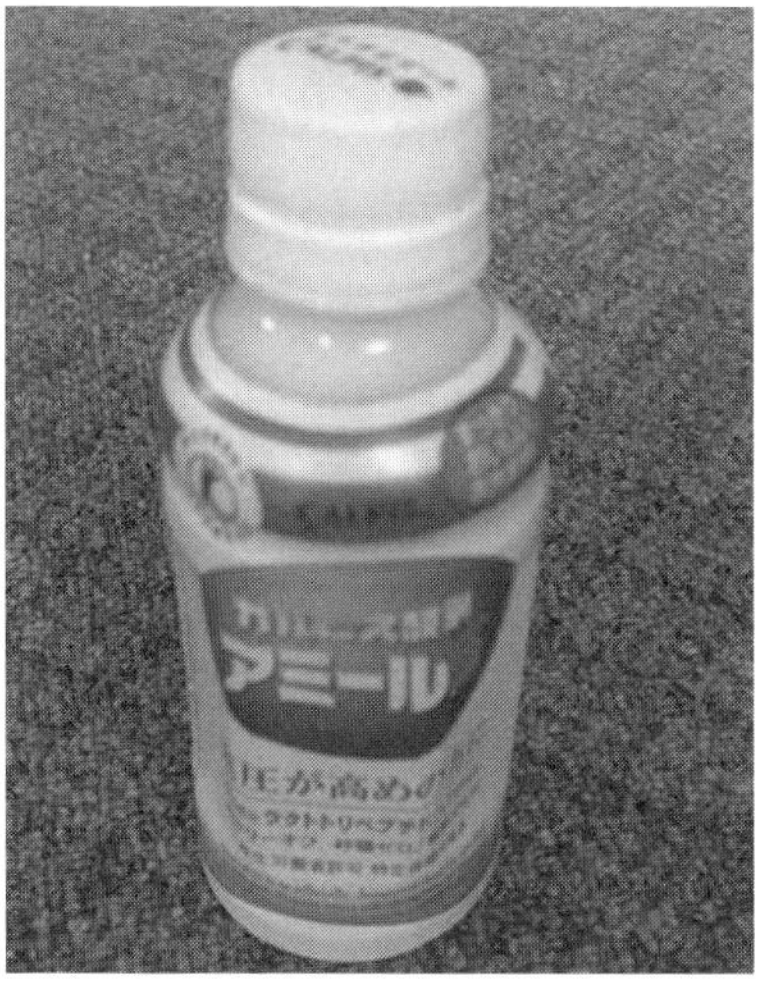

アミールS（カルピス）

［原材料名］
乳酸菌飲料、還元麦芽糖水飴、安定剤（大豆多糖類、ペクチン）、香料、酸味料、セルロース、甘味料（アスパルテーム・L－フェニルアラニン化合物、アセスルファムK）

［栄養成分］（1本200mℓあたり）

エネルギー	34Kcal
たんぱく質	2.2g
脂質	0g
糖質	7.2g
食物繊維	1.2g
ナトリウム	100mg
カルシウム	72mg
ショ糖	0g

ラクトトリペプチド（VPP，IPP）　3.4mg

の作用は、「胡麻麦茶」や「アミールＳ」に比べてずっと強いものになっています。そのため、日本では妊婦や妊娠の可能性のある人には使用が禁止されています。

また、腎臓の機能が低下した患者への投与は慎重に行なわれなければならないことになっています。

サントリーのテスト結果

「胡麻麦茶」や「アミールＳ」は、ＡＣＥ阻害剤の食品版といえるものです。それらに含まれるゴマペプチドやラクトトリペプチドが、医薬品と同様にＡＣＥの働きを妨害して、腎臓内の血圧を低下させ、それが全身の血圧低下につながるからです。

しかし、これらのペプチドはもともと胡麻や乳酸菌飲料に含まれるものであり、その作用は医薬品に比べて弱いものです。サントリーでは、「胡麻麦茶」を実際に人間に飲んでもらい、その結果を発表しています。

図3

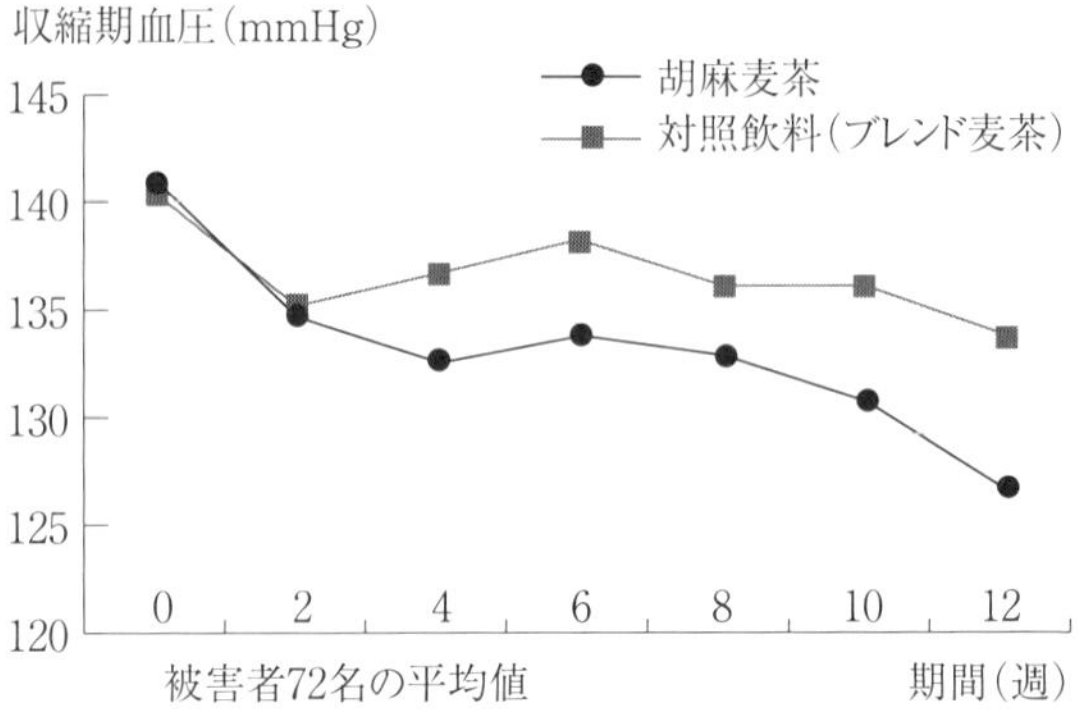

それが、図3です。これは、正常高値血圧者35人と軽症高血圧者37人を二群に分けて、一方に

は「胡麻麦茶」を、もう一方にはブレンド麦茶飲料を12週間飲んでもらい、血圧の変化を測定したものです。

グラフでも分かるように、「胡麻麦茶」を飲んだ人は、ブレンド茶飲料を飲んだ人に比べて血圧が下がっていることがわかります。サントリーでは、このグラフをパンフレットやホームページに掲載し、「血圧が高めの方は、4週間で血圧低下が見られました」とさかんに宣伝しています。

高血圧者は下がらない

しかし、このグラフは正常高値血圧者、すなわち上の血圧が130～139㎜Hg、下の血圧が85～89㎜Hgの人も含めた数値なのです。これらの人はやや血圧が高めではありますが、高血圧とまではいえません。そうした、いわば正常血圧の人も含めた結果なので、高血圧の人の血圧が下がったとまではいえないのです。

実は軽症高血圧者、すなわち上の血圧が140～159㎜Hg、下の血圧が90～99㎜Hgの人だけの結果もあるのです。それは、8週間後で、「胡麻麦茶」群は、上の血圧が平均で138・4㎜Hg、下の血圧が平均で85・2㎜Hg、ブレンド麦茶飲料群は同じく138・9㎜Hg、87・3㎜Hgというものでした。つまり、この場合、「胡麻麦茶」を飲んだ人もブレンド麦茶飲料を飲んだ人も、それほど差はなかったのです。

「血圧が高めの方に」というのは、曖昧な表現ですが、やや高血圧の人、すなわち軽症高血圧者をふつう指すと思います。高血圧の人だから、わざわざ通常のお茶飲料よりも値段の高い「胡麻麦茶」を買って飲もうと思うのでしょう。しかし、高血圧の人が「胡麻麦茶」を毎日飲んでも、あまり血圧は下がらないようです。

合成甘味料アスパルテームを含む「アミールS」

一方、「アミールS」はどうでしょうか? カルピスによると、人間に対する臨床試験の結果、「アミールS」を摂取後8週間で、上の血圧が平均で約14㎜Hg、下の血圧が平均で約7・5㎜Hg低下し、プラセボ摂取は、ほとんど変わらなかったといいます。しかし、これらはすべてカルピスが中心になって行なわれた試験なので、どれだけ公平性が保たれているのか、疑問が残るところです。

そもそも「アミールS」には、使用している原材料に問題があります。甘味料としてアスパルテーム・L－フェニルアラニン化合物を添加していますが、これは「安全だ」「いや、危険だ」という議論が長い間続いてる、いわくつきの添加物なのです。

アスパルテームは、アミノ酸のL－フェニルアラニンとアスパラギン酸、それとメチルアルコールを結合させて作られます。甘味度は砂糖の約200倍。アメリカでは1981年に使用が認められましたが、アスパルテームを摂取した人たちから、頭痛やめまい、不眠、視力・味覚障害などを起こしたという苦情が相次いだといいます。

さらに、アメリカでは1990年代後半に、複数の研究者によって、アスパルテームが脳腫瘍を起こす可能性があることが指摘されました。さらに、2005年にイタリアで行なわれた動物実験では、アスパルテームによって白血病やリンパ腫の発生が認められ、しかも、人間が食品から摂取している量に近い量でも異常が認められたといいます。

なお、アスパルテームには必ずL－フェニルアラニン化合物という言葉が添えられていますが、これはフェニルケトン尿症（フェニルアラニンの代謝がうまくいかない体質）の新生児が摂取すると、脳に障害が起こるからです。そのため、注意を喚起するためにL－フェニルアラニンという言葉が必ず添えられているのです。

カルピス・広報部は、「発売して10年になりますが、健康被害に関する問い合わせはありません」（『週刊金曜日』2007年5月18日号）と言っていますが、仮に何か健康被害が発生していたとしても、それと「アミールS」を結びつけて考えるのは、一般消費者には困難でしょう。

トクホなしで血圧は下がる

実はトクホを飲まなくても、確実に血圧を低下させる方法があるのです。それは、巷でよく言われていることですが、塩分の摂取量を減らすことです。

なぜ、現代人は高血圧ぎみの人が多いのか？　それは、動物と塩分との関係を知ることによって、理解することができます。

塩分（ナトリウム）は、動物の生命維持にとって不可欠です。塩分は、体液の浸透圧の保持に不可欠であり、血液量の保持、体液の保持や皮膚および腎臓からの老廃物の排泄とも関係があります。したがって、ナトリウムを一定量体内に保持することは、生命を維持するために絶対に必要なことなのです。

動物は海から陸上へと進出しましたが、陸上では塩分の摂取が困難となりました。そこで、陸上動物は、塩分を失わない仕組みを身につけたのです。すなわち、腎臓の糸球体でろ過されてできた「原尿」の99%を尿細管によって再吸収し、陸上では補給が難しいナトリウムの流出を防ぐという腎臓循環システムを備えたのです。

ところが、現代になって、人間は容易に食塩をとることができるようになりました。しかし、人間の体は依然として、大切な塩分の流出を防いで、体内に保持しようとします。その結果、塩分が過剰の状態になってしまっているのです。

食塩を摂りすぎると、血液中の塩分濃度が高くなってしまいます。そこで、水分を取り込むことによってそれを薄めようとします。その結果、血液量が増えて、血管を圧迫して血圧が高くなってしまうのです。これが、現代人に高血圧の人が多い最大の理由なのです。

食塩をとりすぎる日本人

日本人は、明らかに食塩のとりすぎの状況にあります。言うまでもなく、みそ汁や漬け物、煮物、炒め物などには食塩がたくさん含まれています。それらをだいたい毎日食べていますから、どうしても食塩の量が多くなってしまうのです。

日本人の食事は、欧米人の食事に比べて優れているといわれますが、唯一の欠点が食塩を取りすぎてしまうことだとされています。現在、日本人は平均して1日に11〜12gの食塩を摂取しています。成人の場合、1日に必要な食塩は3g前後とされているので、明らかにとりすぎなのです。その結果、高血圧気味の人が多くなっているのです。

そもそも血圧を上昇させるアンジオテンシンⅡができる一因は、塩分のとり過ぎなのです。体内の塩分濃度が高くなりすぎると、腎臓での塩分の再吸収がストップし、腎臓内の血圧を上げて尿の出をよくして、塩分を体外に排泄しようとします。この仕組みは、アンジオテンシンⅠがAECによって、アンジオテンシンⅡに変化することで実現されます。その結果、血圧が上がってしまうのです。

したがって、食塩の摂取を減らせば、AECが働く必要性は低くなり、血圧も上がらなくなるのです。つまり、食塩を減らせば、わざわざ「胡麻麦茶」や「アミールS」などを飲んで、AECの働きを妨害する必要はないということなのです。

食塩を減らして血圧を下げよう！

高血圧の人の場合、食塩に敏感な人では一日の食塩摂取量を3g減らしただけで、上の血圧

（収縮期血圧）が７㎜Ｈｇ低下するという報告があるといいます（札幌厚生病院・循環器科のホームページ）。したがって、毎日の食事から摂取する食塩の量を減らせば、確実に血圧は下がるということです。食塩の摂りすぎは、胃がんを促進するともされており、それを防ぐ意味でも食塩を減らしたほうがよいのです。

また、高血圧は、喫煙、肥満、飲酒、精神的ストレス、過労などによっても起こるとされています。したがって、これらに注意を払って改善するように心がければ、さらに血圧は下がることになるでしょう。高血圧が恐れられているのは、それが引き金になって動脈硬化を起こし、さらに脳梗塞や心筋梗塞などの死に至る病を起こすからです。こうした重い病気を防ぐためには、体を総合的に管理することが必要です。単に「血圧が高めの方に」のトクホを飲めば、防げるというものではありません。

かえって、「トクホを飲んでいるから安心！」という心理が働いて、食生活や日頃の生活が乱れると、そうした重い病気にかかりやすくなってしまいます。それらを考えて、安易にトクホに頼るのではなく、自分なりの健康管理を行なうようにしたほうが、結果的に体をよい状態に保てると思います。

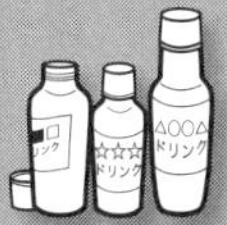

17

血糖値対策トクホよりも、食物繊維を多く含む食品を

「蕃爽麗茶」の効果は弱い

前にメタボの診断基準は、脂質異常と高血圧、それから高血糖だと述べました。高血糖は、糖尿病にもつながるので、要注意です。そのため、血糖値を抑えるトクホが売り出されています。代表格は、ヤクルトの「蕃爽麗茶」です。

この製品には、グァバ葉ポリフェノールが、１００㎖中に35㎎以上含まれていて、それが糖の吸収を穏やかにするといいます。ヤクルトによれば、40歳以上で肥満ぎみの人19名を対象に、米飯を食べさせてグァバ茶を飲ませる試験を行なったところ、白湯を飲んだ時に比べて、血糖値の上昇が明らかに抑制されたといいます。それで、「糖の吸収をおだやかにする」と表示されている

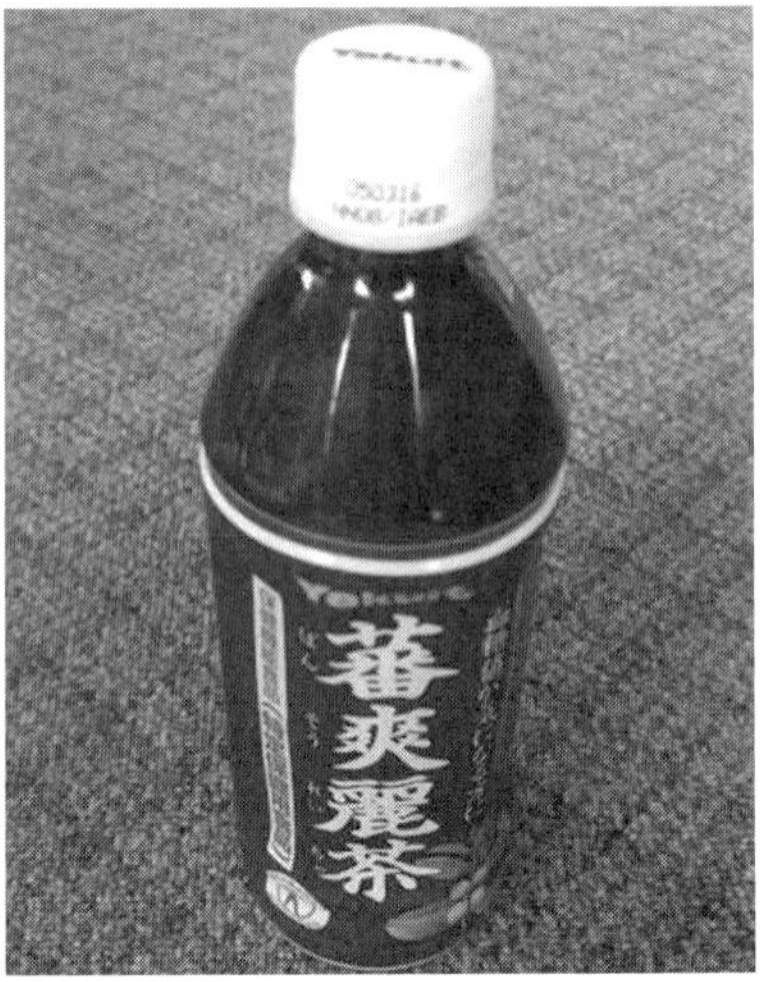

蕃爽麗茶（ヤクルト本社）

［原材料名］
グァバ葉、蕃果エキス、ビタミンC

［栄養成分］（100mℓあたり）

エネルギー	0Kcal
たんぱく質	0g
脂質	0g
炭水化物	0g
ナトリウム	9mg
グァバ葉ポリフェノール	35mg以上

わけです。

しかし、その抑制メカニズムは、グァバ葉ポリフェノールが、小腸内で糖質を分解するα－アミラーゼという消化酵素の働きを妨害するというものです。ヤクルトの広報担当者によると、「その酵素は、いわば、糖質をハサミで切るようなもので、その切るスピードを遅くする」（『週刊金曜日』２００９年３月20日号）といいます。

つまり、糖を分解・吸収するという本来のシステムを妨害するわけで、それが長期に渡って続いた場合、どうなるのか不安を感じざるをえないのです。

また、前の試験データによると、食後2時間で血糖値の上昇抑制は、約7％にすぎません。したがって、「蕃爽麗茶」を飲んでいるからと安心して、炭水化物や糖分をいつもより1割くらい多く食べただけで、血糖値はいつもより上がってしまうことになるでしょう。

野菜や海藻で糖の吸収は抑えられる

カルピスの「健茶王」も、血糖値を抑えるというトクホです。この製品は、200㎖中に難消化デキストリンを6g含んでいて、これが糖の吸収を抑制するといいます。この難消化デキス

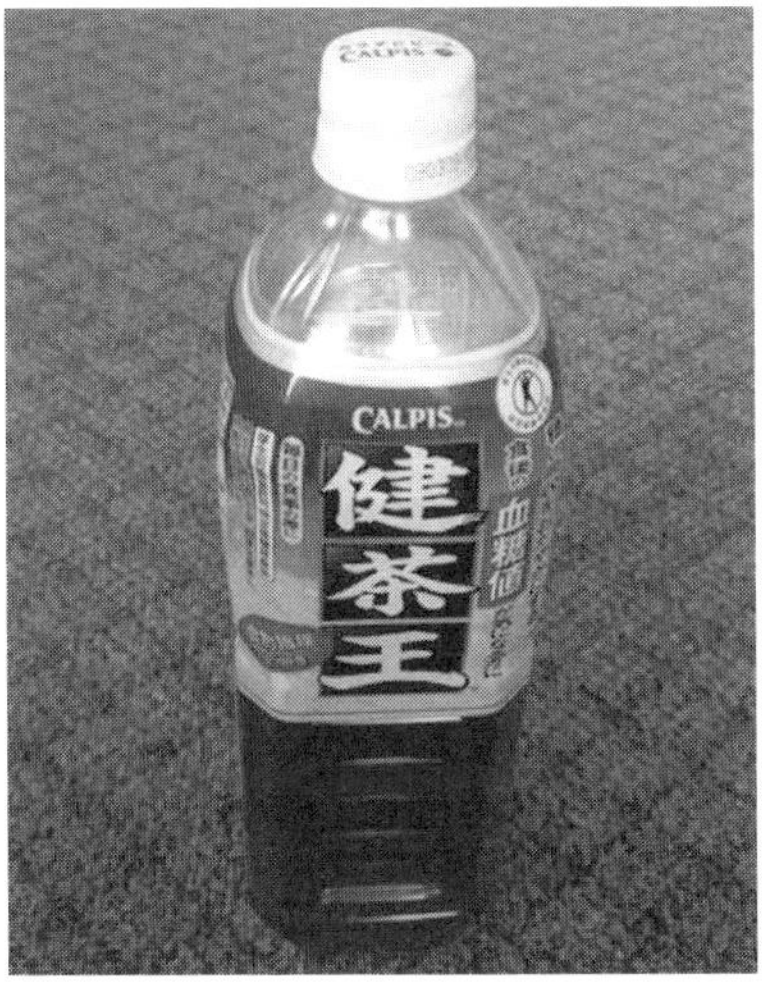

健茶王（カルピス）

［**原材料名**］
食物繊維（難消化デキストリン）、烏龍茶、香料、ビタミンC

［**栄養成分**］（200㎖あたり）

エネルギー	9～15Kcal
糖質	0.7～1.8g
たんぱく質	0g
脂質	0g
食物繊維	7.3g
ナトリウム	17mg

難消化デキストリン（食物繊維として）6g

トリンは、トウモロコシ由来の食物繊維です。

カルピスによると、米飯３００gを普通の茶飲料と「健茶王」を飲みながら、成人に食べてもらったところ、「健茶王」を飲んだ人では、食後30分の血糖値の上昇が顕著に抑制されたといいます。

しかし、このデータはほとんど意味がないのです。なぜなら、食事をする際には、野菜や根菜、海藻、肉、魚などを一緒に食べるのがふつうで、米飯だけを食べることはないからです。野菜や海藻などには食物繊維が含まれています。

したがって、わざわざ「健茶王」を飲まなくても、食物繊維をとることで、それによって糖の吸収は鈍くなるのです。それから、ゆっくり食べることでも糖の吸収をおだやかにすることができるのです。

このほか、大正製薬の「グルコケア」やＪＴの「このごろ気になる自分の生活」という缶コーヒーも、血糖値を押さえるトクホです。「健茶王」と同様に難消化デキストリンを含んでいます。

しかし、食物繊維を含むいろんな食品をまんべんなく食べたほうが、糖の吸収を抑えられると同時に、様々な栄養もとれるのです。

メタボ対策は総合的に

メタボを改善するためには、脂肪やコレステロール、糖、さらには血圧と総合的な対策が必要です。しかし、トクホはいずれも一つの効果しかなく、しかもその効果はそれほど大きいものではありません。トクホは、いわば対症療法です。何事も対症療法はたいていうまくいかないものです。

結局のところ、脂肪やコレステロール、糖、食塩などを総合的に減らすような食生活を心がけ、食物繊維の多い食品を食べるようにして、さらに、脂肪やコレステロールを減らすという茶カテキンを通常のお茶でとるなどしたほうが、確実にメタボを改善できるでしょう。

エピローグ

まず、血液循環をよくする

本書を読まれて、「なんて無駄なことをしていたのだろう」と落胆されている方もいるかもしれません。しかし、それはある意味で仕方のないことなのです。人間誰しも体の調子が悪くなってくると、何かに頼りたくなるものです。しかし、「病院に行くほどではない」「薬は飲みたくない」という人も多いと思います。あるいは病院に行っても治らないという人もいると思います。そんな人は、つい一縷《る》の望みを持って健康食品を利用するということになってしまうのだと思います。

しかし、これまで明らかにしてきたように健康食品の効果はほとんどが証明されていないのです。したがって、それらを利用しても期待するような効果はまず得られないでしょう。

一方、トクホの場合、国が一定の効果を認めて、それを表示することを認めていますが、いずれもそれほど大きな効果ではありません。したがって、効果を過信して、食生活がいい加減になってしまうと、かえって生活習慣病などを招くことになりかねないのです。

かといって、聖人君子のように規則正しい生活を送り、常に栄養バランスのとれた食事をするというのも、なかなか難しいものです。そこで、健康を維持するためのポイントをいくつか抑えて、それを実行するというのが現実的だと思います。

まずは、なんといっても血液の循環をよくするように心がけることです。体のすべての細胞は血液によって送られてくる酸素と栄養によって機能しています。したがって、血液の循環が悪くなれば、細胞の働きが悪くなり、体の調子も悪くなります。

その典型例が、冠状動脈の流れが悪くなって起こる狭心症や心筋梗塞です。また、脳梗塞もそうです。そして、これは、すべての臓器や組織に当てはまることです。つまり、どこかの臓器や組織の血液の流れが悪くなれば、それらの機能が低下して、臓器不全や組織不全に陥るということです。

したがって、いかにして全身の血液循環を良好に保つかがとても重要なのです。そのために、繰り返しになりますが、ゼラチンなどのタンパク質とビタミンCを食事で十分にとって血管を丈夫にし、また、コレステロールの摂取を抑え、体内に中性脂肪が増えすぎないようにすることです。

がんの予防を心がける

次に、いかにがんを予防するかということです。現代の医学は、がんの治療には熱心ですが、予防にはあまり熱心ではありません。予防を熱心に行なっても、病院にはお金は入ってきませんし、医者としての業績もそれほど上がらないからでしょう。

しかし、私たちにとっては、がんにならないことが重要なのです。「早期にがんを発見すれば治る」といわれていますが、それでも治療の負担はひじょうに大きいものです。

入院し、何回も検査をし、そして手術を受けて、臓器を半分、または全て摘出しなければなりません。そして、そのあとも抗がん剤治療や放射線治療が必要です。費用も膨大ですし、仕事を失うかもしれません。したがって、「早期発見」よりも「予防」が大切なのです。

そのためには、日常生活でがんを引き起こす要因を減らしていくことが大切です。まずは食事から、がんの原因となるような化学物質をできるだけ減らすことが重要です。これだけでも、けっこうがんを予防できるのではないかと思います。

このほか、もちろん糖尿病や高血圧などにも注意しなければならないでしょう。ほかにも注意しなければならない病気はいろいろありますが、一つ一つあげていくときりがありませんし、それらをすべて予防しようと心がけるのはおそらく無理でしょう。ですから、とにかく血液循環をよくして、がんを起こすような化学物資を避けるということに心がけていただきたいと思います。

おいしく、楽しく食べる

狭心症や心筋梗塞などの心臓病、脳梗塞や脳出血などの脳血管疾患、そして、がん。これらの三大生活習慣病だけで、年間死亡者の60％近くを占めています。したがって、これらを予防するだけでも、寿命をずいぶんと長くすることができると思います。

80歳、あるいは90歳になっても、元気に仕事をしたり、何らかの趣味をもって元気に生活している人は珍しくありません。おそらく全ての人がこのように元気に長生きできる要素を持っているのだと思います。ところが、いろんなマイナス要因が体に作用して、その結果、体調不良や病気になってしまい、途中で命を落としてしまう人が多いのだと思います。

したがって、それらのマイナス要因を自分で見つけ出し、それを無くすように心がけ、さらに、体全体がきちんと機能するように、栄養のある、そしておいしい食事をとるように心がけることが大切だと思います。

健康食品などに頼らず、おいしく、楽しく食べて、きちんと栄養を取る。これが健康を維持するうえでもっとも大切だと思います。

[著者略歴]

渡辺　雄二（わたなべ　ゆうじ）
1954年生まれ、栃木県出身。宇都宮東高校卒、千葉大学工学部合成化学科卒。消費生活問題紙の記者を経て、82年よりフリーの科学ジャーナリストとなる。以後、食品、環境、医療、バイオテクノロジーなどの諸問題を、『朝日ジャーナル』『週刊金曜日』『中央公論』『世界』『新潮45』などに執筆・提起し、現在にいたる。講演も数多い。
［著書］
『コンビニの買ってはいけない食品　買ってもいい食品』『食べてはいけない添加物　食べてもいい添加物』（だいわ文庫）、『食べて悪い油　食べてもよい油』（静山社文庫）、『早引き・カンタン・採点できる食品添加物毒性判定事典』（メタモル出版）、『食卓の化学毒物事典』『アレルギー児が増えている』（三一書房）、『ヤマザキパンはなぜカビないか』『花王「アタック」はシャツを白く染める』『ファブリーズはいらない』（緑風出版）、200万部のベストセラーとなった『買ってはいけない』（共著、金曜日）など多数。

健康食品《けんこうしょくひん》は効《き》かない!?
——ふだんの食事で健康力アップ

2010年7月20日 初版第1刷発行 定価1600円＋税

著 者 渡辺雄二 ©
発行者 高須次郎
発行所 緑風出版
〒113-0033 東京都文京区本郷2-17-5 ツイン壱岐坂
［電話］03-3812-9420 ［FAX］03-3812-7262［郵便振替］00100-9-30776
［E-mail］info@ryokufu.com ［URL］http://www.ryokufu.com/

装 幀 斎藤あかね イラスト Nozu
制 作 R 企 画 印 刷 シナノ・巣鴨美術印刷
製 本 シナノ 用 紙 大宝紙業 E2000

 ISBN978-4-8461-1007-9 C0036

◎緑風出版の本

■全国どの書店でもご購入いただけます。
■店頭にない場合は、なるべく書店を通じてご注文ください。
■表示価格には消費税が加算されます。

ヤマザキパンはなぜカビないか

[誰も書かない食品&添加物の秘密]

渡辺雄二著

四六判並製
一九二頁
1600円

あらゆる加工食品には様々な食品添加物が使われている。例えば、ヤマザキパンは臭素酸カリウムという添加物を使っているが、発ガン性がある。コンビニ弁当・惣菜から駅弁、回転寿司まで食品と添加物の危険性を総ざらえする。

花王「アタック」はシャツを白く染める

[蛍光増白剤・合成界面活性剤は危ない]

渡辺雄二著

四六判並製
一七六頁
1500円

洗濯用洗剤、台所用洗剤には、多くの化学物質が含まれ、共通しているのが合成界面活性剤である。蛍光増白剤もいわく付きだ。石けんさえあれば、ほとんど用が足りる。本書ではこうした製品を取り上げ、安全性や毒性を解明する。

ファブリーズはいらない

[危ない除菌・殺虫・くん煙剤]

渡辺雄二著

四六判並製
一七六頁
1500円

ファブリーズなどの除菌・消臭スプレー、「トイレその後に」などのトイレ用消臭スプレー、くん煙剤、ゴキブリ退治スプレー、殺虫剤、防虫剤、入浴剤など……これらは安全なものなのか、本当に必要なものなのか、総点検！

プロブレムQ&A

危険な食品・安全な食べ方

[自らの手で食卓を守るために]

天笠啓祐著

A5判変並製
一八四頁
1700円

消費期限の改竄、産地の偽装、輸入品の安全性や鳥インフルエンザの感染、遺伝子組み換え食品の問題など、食を取り巻く環境は益々悪化している。本書は、これらを様々な問題を通して分析、食の安全と身を守る方法を提言。